文成天縱

『十三五』國家重點圖書出版規劃項目

國家圖書館藏中醫稿抄本精粹

GUOJIA TUSHUGUAN CANG ZHONGYI GAO-CHAOBEN JINGCUI

張志斌　鄭金生　主編

23

廣西師范大學出版社
GUANGXI NORMAL UNIVERSITY PRESS
·桂林·

第二十三册目録

延年却病書　續録（一）……一
延年却病書自叙……一一
丹經寶筏小引卷一……一二
卷一　丹經寶筏……一三
内養要言……一三
養生論……一三
衣食居處論……一三
恬淡虛無論……一三
天氣論……一四
養陰陽論……一四
損益論……一四
呼吸論……一五
養心論……一五
禁欲論……一六
惜精論……一六
保身論……一七
四氣調神論……一七
水火論……一八
養藥論……一八
上丹田名……三二
中丹田名……三二
下丹田名……三三
初關尾閭名……三五
中關雙關名……三五
上關泥丸名……三五
上四圖説……三八
太極圖説……三九
大小鼎爐説……三九
内外二藥説……三九
任督二脉説……四〇
凝神開關説……四一
三車逆流説……四三
降龍伏虎説……四五
三家相見説……四五
和合四象攢簇五行説……四六
取坎填離説……四七
朝元待詔説……四七
卷二　涵養本源……四八
退藏沐浴……四九
玉液煉形……五〇
安神祖竅……五二

法輪自轉……五二
龍虎交媾……五三
下丹田・蟄藏氣穴……五四
附胎息……五五
附行立坐卧……五六
卷三……五九
采藥歸壺……五九
附三車逆流……六〇
附乾坤交媾……六一
附卯酉周天……六二
卷四……六五
重結聖胎……六五
附長養火候……六六
附養嬰無害……六六
真空煉形……六八
真人出現……七〇
附養氣還精要訣……七三
運氣紀要小引卷二……八一
運氣則例……八三
脉理闡微小引卷三……一五七
四時正脉……一五九
平人正脉……一六〇
察有神無神……一六〇
浮……一六〇
沉……一六一
遲……一六一
數……一六二
滑……一六二
澀……一六三
虚……一六三
實……一六四
長……一六四
短……一六四
洪……一六五
微……一六五
緊……一六六
緩……一六六
芤……一六六
弦……一六七
革……一六七
牢……一六八
濡……一六八
弱……一六八
散……一六九

細……一六九
伏……一七〇
動……一七〇
促……一七〇
結……一七一
代……一七一
分別相類脉訣……一七七
辨大小腸配於兩寸脉之非……一七九
辨胞絡與膻中之非……一七九
辨三焦配於右尺之非……一八〇
辨右腎爲命門之非……一八一
論死脉日期……一八一
論死脉年數……一八一
論絶脉……一八二
論懷胎……一八二
論男女……一八三
附色診……一八五
面上部位……一八五
附：内經診法部位……一九三
又附南北政脉……一九四
經絡圖解小引卷四……一九九
經絡圖解・十二經主病之原……二〇一
手大［太］陰肺經圖説……二〇八
手陽明大腸經圖説……二一二
足陽明胃經圖説……二一六
足大［太］陰脾經圖説……二二〇
心［手］少陰心經圖説……二二四
手太陽小腸經圖説……二二八
足太陽膀胱經圖説……二三二
足少陰腎經圖説……二三六
手厥陰心包絡經圖説……二四〇
手少陽三焦圖説……二四四
足少陽膽經圖説……二四八
足厥陰肝經圖説……二五二
督脉所經之圖……二五五
任脉所經之圖……二五六
任督二脉説……二五七
病能口問小引卷五……二六一
病能論……二六三
内經問答俗解易知……二七三
百病了然小引卷六……三一三
頭病……三一五
髮……三一五
眉……三一六

鬢……三一六
髯……三一六
髭……三一七
面……三一七
頷頰……三一七
目……三一八
眼皮……三一九
耳……三一九
鼻……三二〇
口……三二一
舌……三二一
齒牙……三二二
咽喉……三二三
附噎鬲食不下……三二四
肩臑臂……三二五
手……三二六
胸……三二六
乳……三二七
心……三二七
臍……三二八
脅……三二八
腹……三二八
小腹……三二九
腰脊……三二九
前陰……三三〇
臀……三三〇
肛門……三三〇
腿……三三一
足……三三一
附手足指關係十二經脉絡……三三二
古今名方小引卷七……三三五
名方目録……三三七
氣門……三三九
血門……三四〇
濕門……三四三
痰門……三四三
清火門……三四四
補虚門……三四五
中風門……三四九
傷寒門……三五一
瘟疫門……三五四
傷暑門……三五五
霍亂門……三五六
瘧疾門……三五七

哮喘門……三五七
咳嗽門……三五八
泄瀉門……三五九
痢疾門……三五九
內傷門……三六〇
外感門……三六一
嘔吐門……三六一
黄疸門……三六二
淋澀門〔一〕……三六二
痛風門……三六三
汗症門……三六三
怔忡門……三六五
頭痛頭旋門……三六五
喉痹門……三六五
腹痛門……三六六
脅痛門……三六七
腰痛門……三六七
二便門……三六七
不寐門……三六九
陰證門……三七〇
蟲病門……三七一
婦人良方……三七一
雜記良方……三七四
附內經灸法……三八四

〔一〕原脱此門前部，僅餘一方。

延年却病書　續録（一）

延年却病書　續録

本書爲中醫叢書，清澹庵老人彙集於清康熙二十八年（一六八九），内含書八種：《丹經寶筏》《運氣紀要》《脉理闡微》《經絡圖解》《病能口問》《百病了然》《古今名方》《分病藥性》。清乾隆間守拙居士於各子書後均有批語，且於乾隆二十八年（一七六三）年續抄《延年却病續録》《脉理四言舉要》二書。該叢書今存兩種乾隆間抄本，今影印底本乃國家圖書館所藏全本，抄成於乾隆二十八年。

形制

索書號T〇二九七七九。存三册。書已經修補，高二十七點二釐米，寬十七點三釐米。每半葉十二行，行二十四字，雙行小字同。無邊框行格。行楷工抄。

藍紙封面，無書名。此叢書首爲『延年却病書自叙』，末署『康熙二十八年歲在己巳四月上浣石邑澹菴老人自叙於在止園大椿堂中』。次爲『丹經寶筏小引卷一』，下有兩方朱印：陰文『槐屋圖書』，陽文『八千歲春』，末署『康熙二十二年癸亥春日淡菴主人自識』。又次爲《丹經寶筏》正文卷首，題署爲『丹經寶筏/澹菴老人彙輯』，其下有兩方陽文朱印：『酒狂書癖』『北京圖書館藏』。此後依次爲《運氣紀要》《脉理闡微》《經絡圖解》《病能口問》《百病了然》《古今名方》《分病藥性》諸書，共八種（二册），依次每子書一卷，其中《丹經寶筏》又再分四卷。此八種子書之前均有澹菴老人『小引』，後署年代從康熙二十二年至康熙二十四年（一六八三至一六八五）。第二册之末有抄録者守拙山人朱筆手批，云『乾隆二十八年批閲《延年却病書》畢……手録是卷，亦用以自惕云』。乾隆二十八年即一七六三年。

第三册爲另外二書，其一卷首題署爲『延年却病續録/東垣儒齋手抄』，其下有三方朱印：陰文『槐屋圖書』『正準』，陽文『景萊』。其二卷首題署爲『脉理四言舉要/宋南康崔嘉彦希範氏著/明蘄州李言聞子郁删補』。後爲《附奇經八脉考》。末有兩方朱印：陰文『槐屋圖書』，陽文『酒狂書癖』。以上每書之後，均有乾隆間『東垣守拙居士』朱筆批語。全書『玄』『弘』均缺末筆，結合抄者批語所署年代（最晚爲一七六三），可知此書抄成於乾隆二十八年以前。

據段逸山主編《上海地區館藏未刊中醫鈔本提要》〔一〕所載，上海中醫藥大學圖書館還藏有一種乾隆五十七年（一七九二）抄寫的《却病延年全書》。該書作者與内容（由八種子書組成）與國圖本基本相同，但也有若干不同處，今列表比較如下：

表一：國家圖書館藏本（簡稱『國圖本』）與上海中醫藥大學圖書館藏本（簡稱『滬本』）比較表

比較專項	國圖本	滬本
書名	《延年却病書》	《却病延年全書》
書首		（序）『東垣樗圃散人劉學博丞潞氏書』
書首	《延年却病書》自叙（『康熙二十八年……石邑澹菴老人自叙』）	《却病延年全書》自叙（署名同上）
卷一之首		『壬子暮春癡睡主人識』
	丹經寶筏小引〔二〕（康熙二十二年……淡菴主人自識）	同上
卷一『内養要言』後	（朱批）『内養要言十四條，皆澹菴老人所集古人成説，取而玩之，亦可得養生之大概矣。乾隆二十八年歲次癸未東垣守拙居士自識於懸膽室時二月七日也』	
卷一之末	（朱批）『二月十五日東垣守拙居士』閲後語	
卷二之首		『壬子暮春癡睡主人識』
	運氣紀要小引（『康熙二十二年……澹菴主人書』）	同上
卷二之中	有守拙居士朱批及眉批（亦多用朱筆）	
卷二之末	『二月十六日閲第二卷畢，東垣守拙居士識於懸膽室』	
卷三之首	脉理闡微小引（『康熙二十二年……澹菴老人』『四月廿六日守拙居士又識』）	此卷缺
卷三之中	二十七脉後有守拙居士朱批。『附色診』後有守拙居士增補内容	
卷四之首		『壬子暮春癡睡主人識』
	經絡圖解小引（『康熙二十二年……澹菴主人』）	

〔一〕段逸山主編：《上海地區館藏未刊中醫鈔本提要》，上海：上海科學技術文獻出版社，二〇一七年，第二〇五五至二〇六一頁。

〔二〕國本各卷小引在卷首之前，滬本是癡睡主人識語在卷首之前，小引在卷首書名、作者名之後。下同，不贅述。

比較專項	國圖本	滬本
卷四之末	有『二月廿二日東垣守拙居士』朱批	
卷五之首	病能口問小引（『康熙二十三年……澹菴老人』）	此卷缺
卷五之中及卷末	卷中有『二月廿三日晚』東垣守拙居士閱後朱批。卷末有『二月廿五日』朱批	
卷六之首		『壬子暮春癡睡主人識』
	『百病了然小引』（『康熙二十三年……澹菴主人』）	
卷六之末	有守拙居士朱批，無閱後日期	
卷七之首	『古今名方小引』（『康熙二十三年……澹菴老人』）	此卷缺
卷八之首		『壬子暮春癡睡主人識』
	『分病藥性小引』（『康熙二十四年……澹菴主人』）	同上
卷八之末	有『乾隆二十八年批閱延年却病書畢』之閱後語	
延年却病續録	署名『東垣懦齋手抄』（其中插有守拙居士朱批）	
脉理四言舉要	書後有『乾隆二十八年四月十七日』守拙居士增補後的識語	

根據以上比較，可知國圖本乃東垣（今河北石家莊東北）守拙居士的抄閱增補本，其時在乾隆二十八年。滬本乃東垣癡睡主人抄本，該本殘缺卷三、卷五、卷七。其書前有劉學博丞潞的總序，提及『乙巳夏購得獲邑崔宅家藏先人澹菴老先生彙輯』之書，此乙巳當爲乾隆五十年（一七八五），較守拙居士抄閱年晚二十二年。滬本乃重抄本，非守拙居士批閱增補本，兩書的子書内容基本相同，但滬本抄寫更晚。此二本的抄寫者均爲東垣人，東垣與石邑（今河北鹿泉）緊鄰，故此書能在其地流傳。

内容提要

該叢書總名《延年却病書》，内含子書八種，依次各爲一卷，但每書均有小引，故非個人全書，仍屬叢書。作者署名爲『石邑澹菴老人』，姓氏、生平不詳。『石邑』即今河北鹿泉區東南故邑村，據滬本劉學博序，澹菴老人乃石邑『崔宅』的先人，故其當爲崔姓。作者在『延年却病書自叙』中稱『自幼多疾……惟日以課讀督耕爲本業，暇或旁搜廣覽，以銷歲月』，可知其并非醫者。其自叙詳述此叢書纂輯思路爲：

『追思曩昔所閲丹經中，有内藥、外藥，療病於未然。黄岐經内，凡人之三焦、五臟、六腑、十二經絡，洞若觀火，誠能會而通之，亦安身立命之一道也。乃屏去丹經一切脱胎神化幻語，獨取惜精養氣存神實地工夫，彙爲一帙，曰《丹經實筏》；

取《内經》之五運六氣，分注於六十年之下，彙爲一帙，曰《運氣紀要》；

取《内經》之二十七脉，診法及南北政之應不應彙爲一帙，曰《脉理闡微》；

取十（二）經絡之主病藥味，各詳於本經之下，彙爲一帙，曰《經絡圖解》；

取十二問例，擴而充之，爲病能二十五論，口問一百一十二條，彙爲一帙，曰《病能口問》；

取人自頭至足，周身痛癢，各有由來，彙爲一帙，曰《百病了然》；

復取古方之不可磨、今方之輒驗者，彙爲一帙，曰《古今名方》；

又取本草之切近常用者，分別病症，詳注温凉，彙爲一帙，曰《分病藥性》。

平居晴窗無事，危坐僧趺，亦足以息却邪妄。偶有違和，先觀運氣，次切脉理，再察病由何經何絡而來，古人如何問答，參方審味，按症奪投，庶亦不大紕繆，數年來投之頗驗……因竊取而叙之，名爲《却病延年全書》，置之案頭，以爲尊生之一助。』

其餘諸子書之前又各有『小引』，又分別詳述各書編纂之緣由。據其自叙（一六八九）及各小引之後所署年代（一六八三至一六八五），可知其書始撰於康熙二十二年，終稿於康熙二十八年。

作者非臨床醫家，故其資料來源多取自前人之書，無個人臨證經驗，但若干種子書編纂法頗有特點。例如《病能口問》，乃受《靈樞·口問》篇的啓示撰成。《靈樞·口問》篇就『十二邪』采用一問一答形式，解釋十二種症狀的病因病機。作者遂仿其體例，擴充『病能』問答一百一十二條，而成『内經問答俗解易知』篇，介紹『諸病之由來與主治之原本』。其問答固然多圍繞常見病症展開，但亦有某些奇怪之問，如『問：人之潔病何也？此病出於肝經，無治法，其人必多怒，宜平肝以漸緩之。』將潔癖作爲一種病，且歸之於肝，實罕見於一般醫書。

又如《百病了然》一書，不是以病爲綱，而是以『自頭至足』的各部位爲綱，再在各部位之下，注明可能出現的病名、該部位所屬經絡及各病主治法。例如（括號裏的字爲小字）：『乳（乳癰、乳疼、乳汁不下）/胃（脉從缺盆下乳内。病主）。乳癰、乳疼（宜瀉胃火，疏通胃氣而降之也）/乳汁不下（宜助胃氣而降之）』。這樣的『百病了然』，也極爲罕見。

該叢書也有方書與藥書。其方書《古今名方》的分類法也很特別，是將古今名方分門別類，將病位（氣門、血門、二便門等）、病因（濕門、痰門等）、治法功效（清火門、補虚門等）、疾病（霍亂門、瘧疾門、哮喘門等）糅合起來。其藥書《分病藥性》的分類也與《古今名方》

分類相似，其分類名不同於一般的臨床藥書，例如汗津藥、精、氣分藥、血分藥、痰涎藥、脾胃藥、清熱藥、大便藥、小便藥、水氣藥、驚風藥、除冷藥等。該書選藥、列舉功效主治等，均極簡要、實用。

該書第三册是抄寫者『東垣守拙居士』續録之書。首爲《延年却病續録》，内容爲從明李時珍《本草綱目》中摘録出來的七方、十劑、四時用藥例、臟腑虚實標本用藥式。次爲《脉理四言舉要》，乃經明代李言聞删補而成的脉書。該書爲元代張道中的《西原脉訣》，後世托名爲宋崔嘉彦《脉訣》，爲流傳甚廣的脉學普及書。

著録及傳承

該書未見清代書志記載。《中國中醫古籍總目》[一]『養生』類（書序號一〇八六五）著録國家圖書館藏『延年却病書八卷續録一卷/［一七二二］（清）澹庵老人集/清康熙抄本』。另『綜合性著作』類（書序號一三一四一）[二]又著録上海中醫藥大學藏殘本『却病延年全書/一六八九（清）崔澹庵集，劉學博編/抄本』，并出示了八種子書書名。將以上二書對比，可見實爲同書（詳見上『形制』後的對比表），但國本有增補，滬本僅全文抄寫，再在每卷之前添加一篇壬子年（一七九二）癡睡主人的導言。根據原書實際内容與各子書的小引，此爲典型的個人叢書，總書名很像養生書，但實際子書僅有二種養生書，占全書四分之一。該書由澹菴老人彙輯於康熙二十八年。據國本朱筆所書年代，以及全書皆避清代的『玄』『弘』字諱，因此該抄本應該是乾隆間抄本，而非康熙間抄本。此書流傳甚少，今僅國圖藏全本，滬本乃殘本，故予以影印。

［一］　薛清録主編：《中國中醫古籍總目》，上海：上海辭書出版社，二〇〇七年，第七七二頁。

［二］　薛清録主編：《中國中醫古籍總目》，上海：上海辭書出版社，二〇〇七年，第九二三頁。

延年却病書自叙

百年駒隙耳談經濟者非位列夔龍習文章者非名超班馬工詩詞者又非才饜元白問茶品茶經泛品酒頌琴棋品琴棊譜雜摶蒲博塞莫不有書人咸研覃而深明之獨醫之一道自軒

歧而下名世者一百七十九家
二百九部一千二百五十九卷
後出雜著者不與焉惟黃
帝內經為醫學之祖直與
六經並傳不朽何學士大夫目
為小術弁髦視之時醫又因文
辭質奥聱牙難讀委而
棄之比比然矣一旦寒暑所侵

味色所苦不得已請其命于
醫人醫人若扁鵲之飲上池水
也真人之爲海藏方也豈不甚
善哉如神醫少而時醫多
鹵莽決裂以令人之病試古人
之方非輒試輒效鮮矣余自
幼多疾又無賦性愚拙文章
等畫虎名譽似飛蠅取偶召

短章吟咏恒愧窮形狀之頻數惟日以課讀習耕爲本業暇或旁搜廣覽以銷歲月間嘗因一病而檢方書一病而另數論一論而存數方或攻或補紛併不一揣摩按之終非探本窮原之論也追思曩昔所閱丹經中另內藥外藥之療

病于未然黄岐經内凡人之三焦五臟六腑十二經絡洞若觀火誠能會而通之之安身立命之一道也乃屏去丹經一切脱胎神化幻語獨取惜精養氣存神實地工夫彙爲一帙曰丹經寶筏取内經之五運六氣分註於六十年之下彙爲一帙曰運氣

紀要取内經之二十七脉診法及
南北政之應不應彙集為一帙曰脈
理闡微取十經絡之主病藥味
茲詳於本經之下彙集為一帙曰
經絡圖解取十二問例攄而充
之為病能二十五論口問一百一十二
條彙為一帙曰病能口問取人
自頭至足之周身痛癢各有由

本彙爲一帙曰百病了然須取
古方之不可磨今方之輒驗者
彙爲一帙曰古今名方又取本草
之切近常用者分別病症詳
註溫凉彙爲一帙曰分病藥性
平居晴窗無事危坐僧趺
之足以息却邪妄偶有違
和先觀運氣次切脈理再察病

由以經何絡而末古人如何問
荅參方審味按症奇按症亦
不大似繆數年來投之頗驗
偶吾問老惟唯〻遜謝不遑非
吝也醫秘三世不服其藥昭〻
文昇可均悔何追乎因竊取
而叙之名為却病延年全書
置之案頭以為尊生之一助或曰

單豹治内虎食其外張毅治
外病攻其内子能達天以立命
乎余曰吾之多壽多辱古帝
且辭之余惟飢喫困眠游優
以順受而已矣
旨
康熙二十八年歲在己巳四月
上浣石邑濳菴老人自叙

於在心園大椿堂中

丹經寶筏小引卷一

山木自寇膏火自煎者以其足也從
善攝生者不曰節飲食慎起居寡嗜
欲即曰惜精養氣存神至問其所以惜
所以養所已存者又茫無把握徒聽
於稟賦之厚薄為命數之脩短而已
余孫子一身工承宗祧下啓後昆恒研
覃丹經如參同悟真陰符道德諸
書雖殊大旨皆以精氣神為三寶倘
能以法修煉則精盈而氣盛氣盛而

神全神全而體健體健而病少雖
脫胎神化乘雲御龍未敢侈談而
卻病延年端乃賴矣爰彙錄成帙
推爲第一卷
康熙二十二年癸亥春日淡菴主人
自識

丹經寶筏

內養要言十四論

潛菴主人彙輯

養生論

養生大旨

善養生者節飲食以養內慎起居以養外不妄作勞以保其天真則形神俱全故百歲不衰不善養生者以酒為漿以妄為常醉以入房以欲竭其精以耗散其真故半百而衰

莊子曰神以守形乃長生則形神俱全之謂也若不知此而飲酒縱慾復肆行無忌則精竭神枯欲求長生難矣

二語扼要

衣食居處論

明指保身之道也

美其食任其服樂其俗高下不相慕以歸于朴

食無論精粗但求適口衣無論美惡但求適體又隨俗俯仰不生是非人之高者忘其貴人之下者安其分則優游自得歸于純朴此知止不殆之義也

恬淡虛無論

內固此外病不生

恬淡虛無直氣從之精神內守病安從来

恬淡者泊然不願乎其外虛無者漠然無所動于中則不為世務纏繞直氣常從精神常固病自無由而生

天氣論

天氣清淨靜藏德不止聖人從之故無奇病

天德不露故曰藏德健運不息故曰不止聖人者順承乎天故能存神葆直以從乎藏輪轉無窮以從乎健知乾坤不用坎離代之之義以從其不息明地天之交泰水火之既濟以從其陰陽之升降是聖人与天地同用同體故身無奇病

養陰陽論

春夏養陽秋冬養陰

春夏則養陽以為秋冬之地秋冬則養陰以為春夏之地皆所以培其根也今人春夏不能養陽者每因天熱過于乘涼且多食生冷致傷陽氣以致秋冬多患瘧痢此不能養陽以致陰勝之過也秋冬不能養陰者每因天寒過于溫煖又因煖從慾致傷陰氣以致春夏多患火證此不能養陰以致陽勝之過也善養生者宜切佩之

損益論

知七損八益以法陰陽

人身不過陰陽二者陰陽調和則百病不生七為少陽之數八為少陰之數七損者言陽消之漸八益者言陰長之由生從乎陽、不宜消而自消死從乎陰、不宜長而日長故人年四十而陰氣自半也善養生者得其消長之机則陰陽之柄把握在我則二者可調鍾呂集曰直氣為陽直水為陰氣主于升氣中有直、水水主于降水中有直氣此深得陰陽之義可見直陰為直陽之夲造化由此而生萬物由此而出其在人身為性命之根柢為藏府之化原故許叔微曰補脾不若補腎然補腎之法有用内养而補者有用藥餌而補者揔欲使精玉、以化氣則調陰陽之道也

精以化氣則陽在其中故補腎為第一

呼吸論

呼吸精氣獨立守神肌肉若一

呼接於天故通乎氣吸接于地故通乎精有道獨存故能獨立神不外馳故曰守神、守于中形全于外故云肌肉若一即形与神俱之義此养生之要道也

以神以守形、乃長生之要義

養心論

返觀内省全在二目

養心妙訣

張紫陽曰心能役神神〻亦役心眼者神遊之宅神遊于眼而役于心心欲求靜必先制眼抑之于眼使歸于心則心靜而神亦靜矣此言存神在心而靜心在目矣此養心之實功

禁慾論

精化為氣

先天之氣〻化為精後天之氣精化為氣精之与氣本自互生精氣既足神自王矣虽神由精氣而生然所以統馭精氣而為運用之主者則又在吾心之神三者合一而為道今之人但知禁慾即為养生殊不知心有妄動氣隨心散氣散不聚精逐氣亡釋氏之戒慾者曰断淫不如断心心為功曹若止功曹後者都息邪心不止断淫何益此言深得制慾之要

惜精論

生之來謂之精

太極動而生陽靜而生隂隂陽二氣各有其精所謂精者天一生之地六成之五行之最先者也凡人之有生以及昆虫艸木無不皆然特人不知惜以耗散其真耳惜之者必寶其精〻盈則炁盛氣盛則神全神全則體健體健則病少神氣堅強老而益壮皆本乎精也廣成子曰必靜必清無勞女形無搖汝精乃可長生呂純陽曰精養靈根氣養神此直

養生實理妙訣

之外更無真此之謂也

保身論

知道者必達于理達于理者必明于權明于權者不以物害己至德之人火弗能熱水弗能溺害暑弗能害禽獸弗能賊非謂其禁之也宜于未事之先動中藏静忙裏偷閑臨事之時察乎安危寧于禍福謹于去就莫之能害耳准南子曰得道之士內有一定之擇而外能屈伸卷舒于物推移故萬舉而不陷此明哲保身之道也

四氣調神論

順四時而適寒暑

春三月此謂發陳宜舉動和緩神定志生以應春令肝屬木王于春故當養肝若春失其養則傷肝々傷則心火失其所生故至夏則火有不足而寒水侮之因為寒変寒変者変熱為寒也 夏三月此謂蓄秀宜勿逆肝氣勿傷脾土以應夏令心屬火王于夏故當養之若夏失所養則傷心心傷則暑氣秉之至秋而金氣收斂暑邪內鬱于是陰欲入而陽拒之故為寒火欲出而陰束之故為熱金火相爭而為痎瘧 秋三月此謂容平宜神志安寧避肅殺之氣以應秋令肺屬金

順天時以修人事切當之論

王于秋故当养肺﹅失所养則肺傷肺傷則腎水失其所生故至冬而腎虛為殘﹅泄殘泄者水谷不分而寒泄也冬三月此謂閉藏慎勿煩擾以泄陽氣以應冬令腎屬水王于冬故当养腎﹅失所养則傷腎﹅傷則肝木失其所生肝主筋至春而筋病為痿此四時宜調养也

水火論

水升火降此為坎離交媾坎為水為月在人為腎﹅﹅藏精﹅﹅中有正陽之氣炎升于上離為火為日在人為心﹅﹅藏血﹅﹅中有真一之液流降于下此言坎離之交媾也

養藥論

内養与醫藥相須

軒岐之教初未嘗廢恬淡虛無呼吸精氣之說然而緩急之宜各有所用若于無事之時因其固有而存之养之以為却病延年之助倚疾病既成榮衛已乱欲舍醫藥而望其邪可除无可復則無是理也亦猶乱世之甲兵飢荒之粮狗所必不容已者即此藥也孰謂艸根樹皮無益于人哉況人生于寅﹅屬三陽木旺之鄉人本屬木谷食以养之藥餌以救之

氣求声應之道也。二者相須而養道始全。余故詳著醫藥于後

内養要言十四條皆潛菴老人所集古人成説取而玩味之可得養生之大概矣乾隆二十八年歲次癸未東垣守拙居士自識於懸胆室春二月七日也

丹經寶筏第一卷

前三藏之竅
三竅中有妙
関竅妙齊觀
圖是為普照

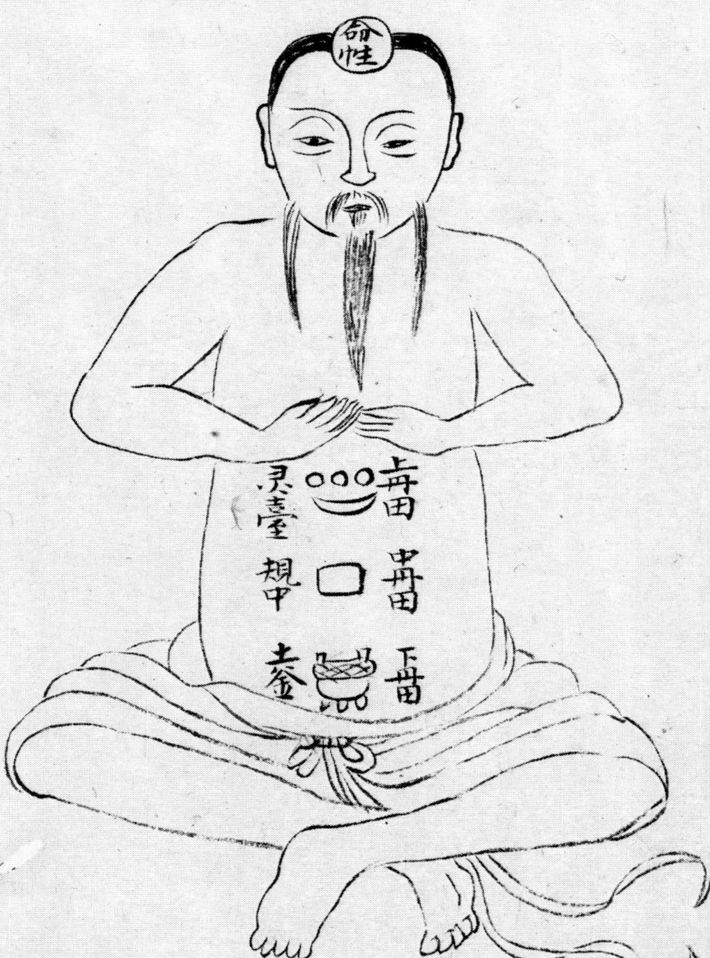

、上丹田名

上丹田在心名曰姹女曰朱汞曰金烏曰靈臺曰灵関曰靈山、曰性海曰心源曰天君曰主、翁曰方寸曰神水曰丹元曰日魂曰真汞曰玉芝曰赤水曰灵符府曰玉液曰丹台曰乾烏曰文犁曰如来藏曰腔子裏曰朱砂鼎曰赤龍精曰止其所曰自在處曰光明藏曰天玄女曰靈明一竅曰活潑、地曰神明之舍曰道義之門曰何思何慮之鄉曰不識不知之地曰虚靈不昧之神曰色空不二之一共三十八名

中丹田名

中丹田在規中名曰黄、婆曰黄庭曰中黄曰欛柄曰直、土曰正位曰空中曰玄関曰西方曰這个曰淨土曰法王城曰戊己門曰舍利子曰直、一竅曰極樂國曰守一壇曰如意珠曰歸根竅

曰復命關曰虛空藏曰寂滅海曰華光藏曰蓬莱島曰衆妙門曰祖氣穴曰西南鄉曰混沌竅曰揔持門曰真主人曰自然體曰不二法門曰甚深法界曰玄牝之門曰呼吸之根曰不動道場曰至善之地曰天地靈根曰元始祖炁曰虛無之谷曰凝結之所曰黃中通理曰旣濟鼎罏曰先天地生曰宇宙主宰曰黑白相符曰造化泉窟共四十七名

下丹田名

下丹田土釜名曰氣海曰關元曰玄竅曰生門曰死户曰玄冥曰嬰兒曰北海曰氣穴曰橐籥曰靈根曰月魄曰金華曰華池曰曲江曰河車曰蓬壺曰育嬰曰真鉛曰偃月爐曰真金鼎曰杳冥府曰灝氣門曰闔闢處曰長胎住息之鄉曰安身立命之竅共、二十六名

曰威明照曰般若所曰腦血之瓊房曰百靈之命宅亦曰上丹
田共二十六名

後三関圖

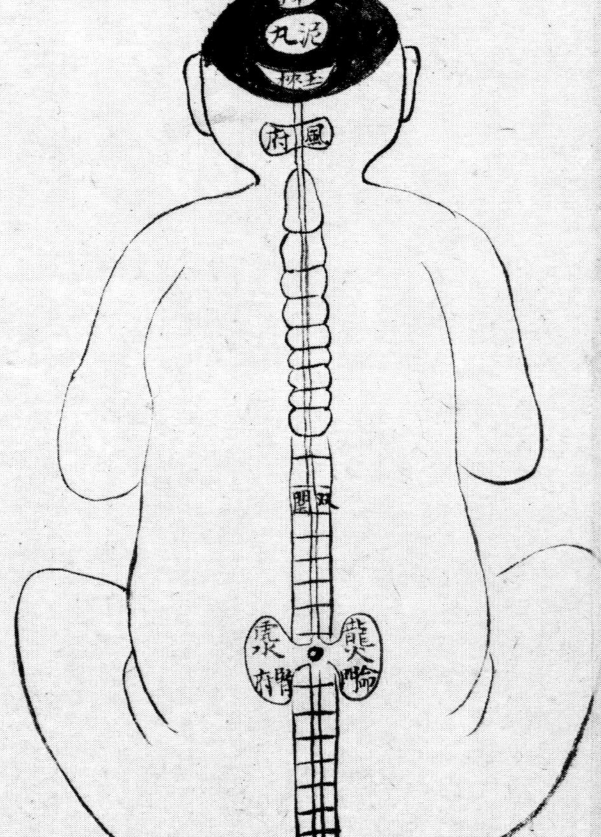

初關尾閭名

尾閭之名曰谷道曰長強曰地軸曰䰟門曰會陽曰禁門曰咸池曰陰蹻曰鬼路曰會陰曰三岔路曰曹溪路曰朝天嶺曰太玄關曰河車路曰上天梯曰生死穴曰藏金斗曰陰陽變化之鄉曰任督交接之處共二十名

中關双關名

中關在脊之中名夾脊双關人身脊共二十四節中曰双關乃鹿車往来之路

上關泥丸名

泥丸之名曰天谷曰天堂曰内院曰紫府曰寥天曰帝乙曰玄都曰瑶池曰彼岸曰玄門曰天根曰上島曰真際曰天宫曰黄房曰玄室曰最高峯曰交感宫曰翠微宫曰圓覺海曰上土釜

四象五行之圖

以上名後三關

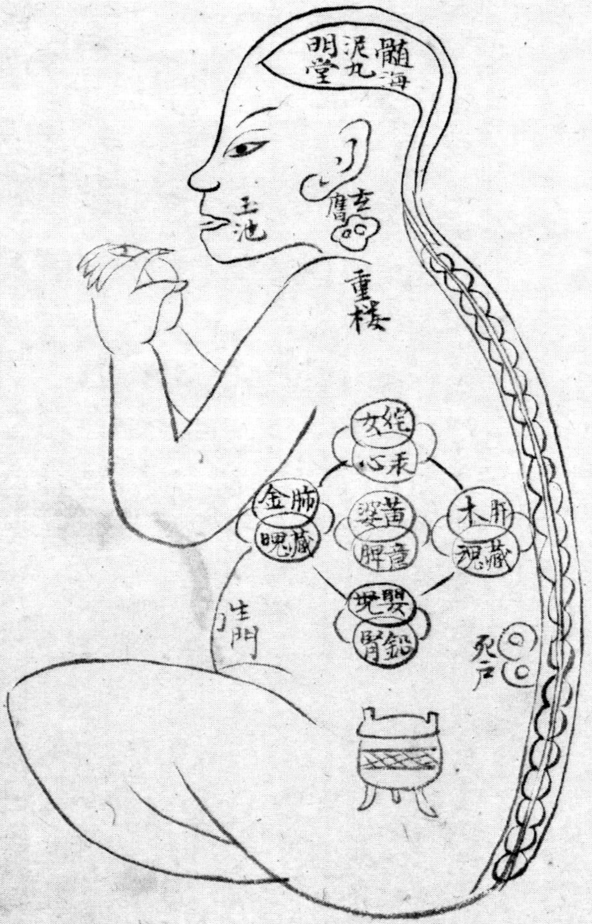

五臟六腑之圖

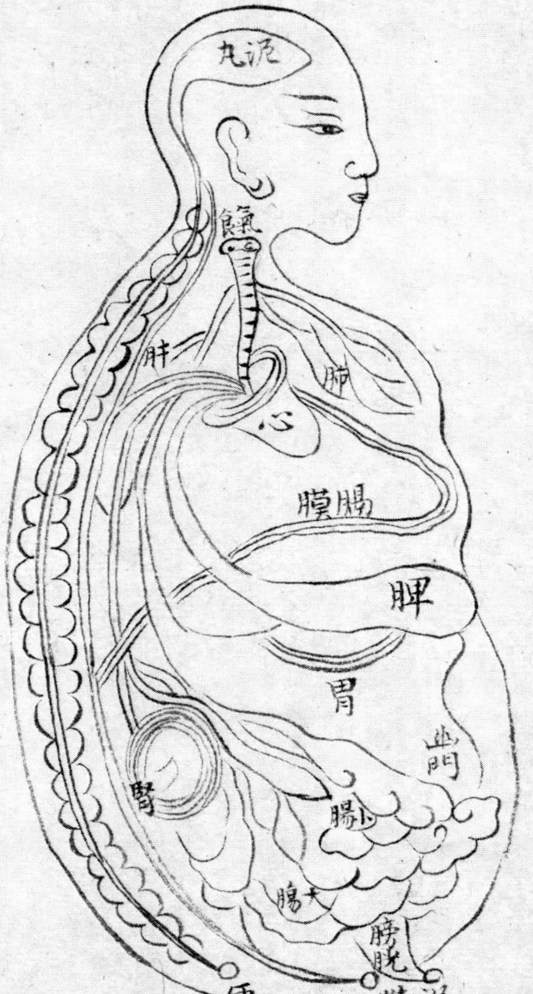

上四圖說

以上四圖前三關圖上一層指心源性海之竅中一層指黃中正位之竅下一層指關元氣海之竅後三關圖下一層指尾閭太玄之竅中一層指夾脊双關之竅上一層指天谷泥丸之竅馬丹陽真人云前三三後三三收拾起一擔擔即此義第三圖發明陽升陰降四象五行環中之妙第四圖指示五臟六腑二十四椎任督二脈使學者内觀而有所從事也

太極圖

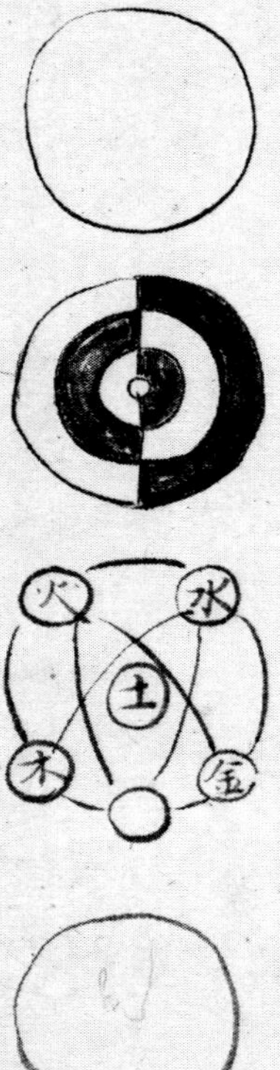

太極圖說

動物太極在宿蟄孕字植物太極在歸根結實人身太極在宴息窈冥交媾交結胎交媾有時調養有法不傷太極此可晝年令終斷絕淫慾時入窈冥保完太極此乃長生不化

大小鼎爐說

凡修金液大丹必先安爐立鼎黃庭為鼎氣穴為爐黃庭正在氣穴上縷絡相連此之謂小鼎爐也乾位為鼎坤位為爐乾鼎中有水銀之陰即火龍性根也坤爐內有玉蕊之陽即水虎命蒂也此之謂大鼎爐也

內外二藥說

凡修煉者先修外藥後修內藥外藥可以治病可以長生久視內藥可以超越可以出有入無以外藥言之交感之精先要不

人身大藥不外精炁神三者

漏呼吸之氣先要微〻思慮之神先要安靜以內藥言之煉精者煉元精抽坎中之元陽也元精固則交感之精自不洩漏煉炁者煉元炁補離中之元氣也元氣住則呼吸之氣自不出入煉神者煉元神坎離合體而復乾元〻神凝則思慮之神自然泰定內外兼修去仙不遠矣

方壺外史論元精元炁元神比此精遠外藥指採取却不精

任督二脉說

人身有任督二脉分主陰陽主通血氣在包胎中其脉常連未嘗間斷亦兆渾融神氣混合暗注母氣以通先天及其胞分蒂絕其脉遂截而為二蓋任脉在前主陰起于承漿而終于長強督脉在後主陽起于会陰而終于人中陰陽不交前後間隔泥丸之氣不能与丹田下通丹田之氣不得与尾閭直透𤣥竅不開化机無本以禀氣之淺深為年壽之修短自其生之時已黙

督任二脉之旨甚明

又河車逆流法

定其死之日矣古先達人得至長生者盖有周天升降河車運轉之法使二脉相接循環無端三関開通周流不滞純陽翁云夾脊双関透頂門修真逕路此為尊又曰常使氣通関節透自然精滿谷神存開関一節所係甚重盖還丹之正路升玄之要津也其法詳下

凝神開関說

每于子後午前盤膝端坐踵息良久凝神丹田專氣勿散總覺丹田氣動即将鼻息緊閉下腹微脇以意通過閭尾尾閭既通即将穀道輕提舌拄上腭用意升起徐〻運上泥丸泥丸氣達即将舌放自然開通會厭（小舌也）用意降下輕〻送歸元海此為一度如此三百六十為一周天三元上下旋轉如輪前降後升絡繹不絕行之日久自然氣機流轉骨節疎通三関漸開二脉

尋續泛書溪之路有感即通入衆妙之門元精不走故曰內外亦交時內亦交三関通透不須勞丹田直至泥丸頂自在河車幾百遭此長生秘訣

三車逆流圖

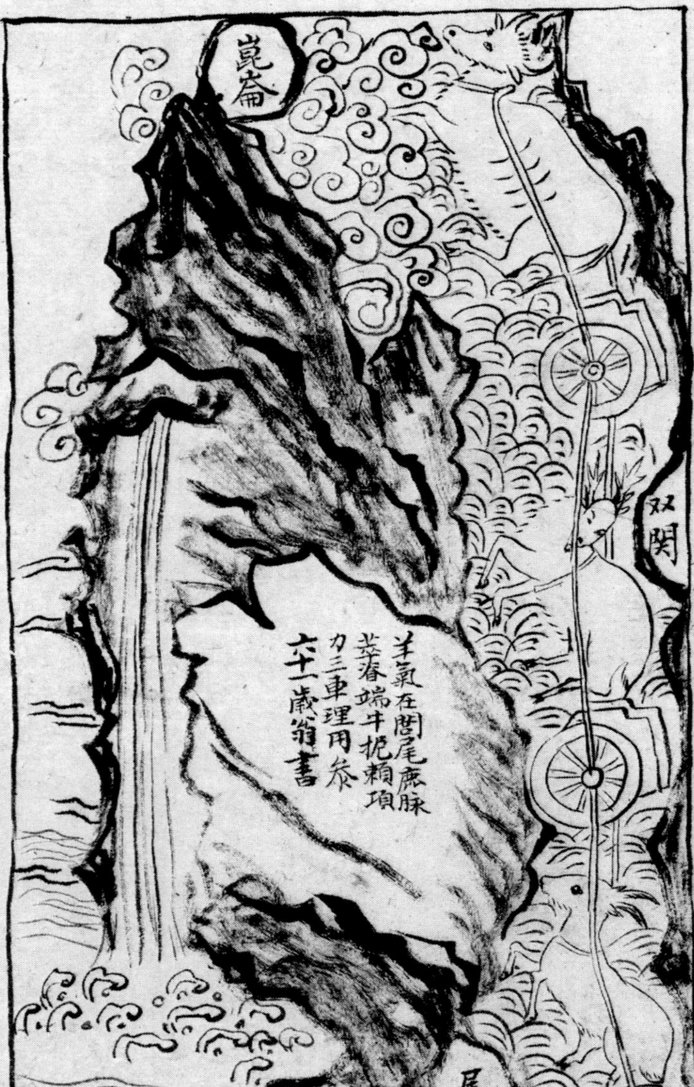
崑崙
双関
羊氣在閭尾鹿脉
葢脊端牛把頼項
力三車理用叅
六十一歳翁書
尾閭

三車逆流說

初關煉精化氣者要識天癸生時急〻採之採時須以徘徊之意引火逼金所謂火逼金行顛倒轉自然鼎內大丹凝中關煉炁化神者乘此火力熾盛駕動河車自太玄關逆流至天谷穴炁与神合然後下降黃房所謂乾坤交媾罷一點落黃庭上關煉神化虛者守一抱元以神歸于毘盧性海此逆流三煉法也但其中有頓漸焉自初關煉精中關煉炁以至上關煉神無為者此漸法也止修上關兼下二關者竟做煉神還虛工夫到虛極靜篤時精自化炁〻自化神此頓法也學者宜知之

龍虎二弦之圖

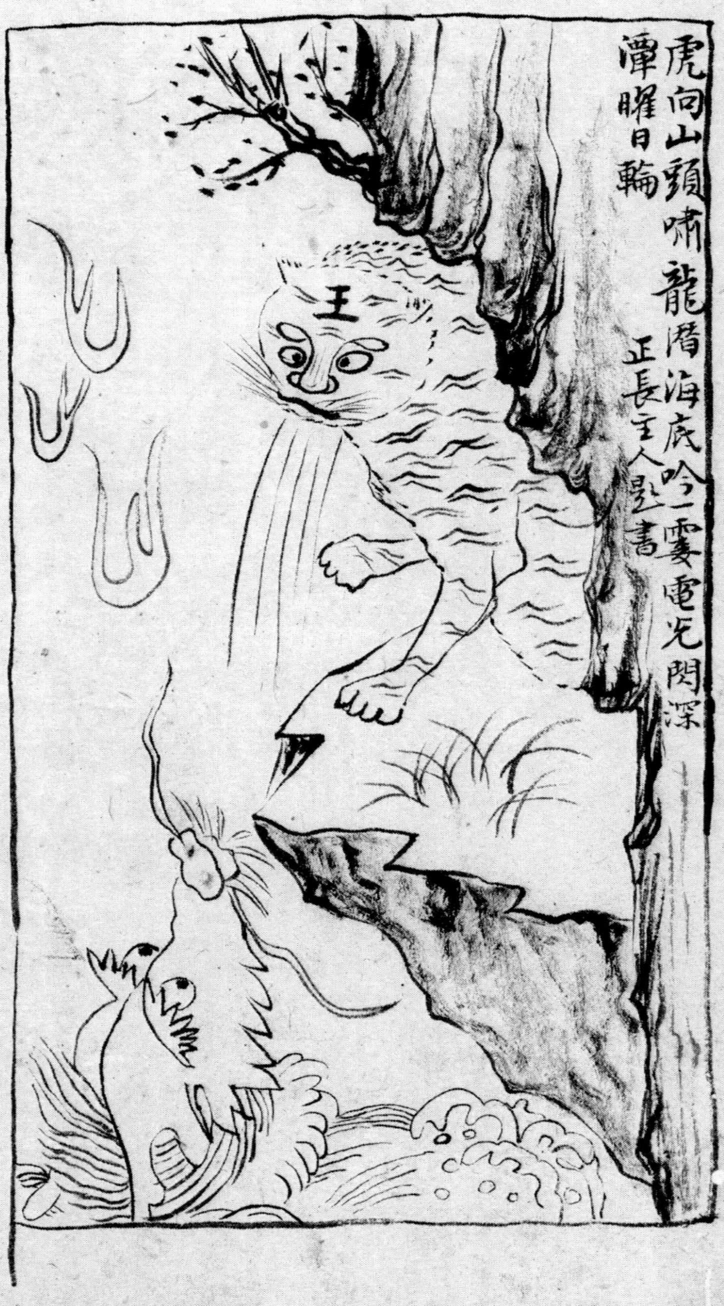
虎向山頭嘯龍潛海底吟一霎電光閃深
潭曜日輪
正長主人題書

降龍伏虎說

離曰為汞中有己土強名曰龍其形獰惡主生人殺人之權專成佛成仙之道若人悟而畏之調而馭之則能降此獰惡之龍而精至精之汞降之者制其心中真火（火不同一切瞋火慾火無不為火）火性不飛則龍可制而有得鉛之時坎月為鉛中有戊土強名曰虎其形猖狂雖能傷人殺人却蘊大乘氣象若人悟而畏之馭而調之則能伏此猖狂之虎以產先天之鉛伏之者伏身中真水水源至清（水本清擾之則濁故宜清靜以待之）則虎可伏而無噬人之害故歷代聖師以降龍為煉己以伏虎為持心紫陽翁云若要修成九轉先須煉己持心即此義也

三家相見說

身心意謂之三家三家相見者胎圓也精炁神謂之三元三元合

（此身字指下丹田言即腎也心字指上丹）

田意守指中丹田後倣此

一者丹成也攝三歸一在乎虛靜虛其心則神与性合靜其心則精与情寂意大定謂之五行全然而精化為氣者由身之不動也炁化為神者由心之不動也神化為虛者由意之不動也心不動則東三南二成一五身若不動則北一西四成一五意若不動則戊己還從五數生也故悟眞篇專言三五之旨

和合四象攢簇五行說

四象者青龍白虎朱雀玄武也眼不視而魂在肝耳不聞而精在腎舌不動而神在心鼻不嗅而魄在肺四者無漏則精水神火魂木魄金皆聚于意土之中故謂之和合四象五行者金木水火土也含眼光凝耳韻調鼻息緘舌氣四大不動使金木水火土俱會于中宮故謂之攢簇五行何也龍木生火同屬于心心若不動則龍吟雲起朱雀斂翼而元炁聚矣虎金生水同屬

乎身〻若不動則虎嘯風生玄龜潛伏而元精凝矣凝精聚氣則凝金木水火混融于直土之中而精神魂魄攢簇于直意之内意若不動則二物[陰陽]交三家[精氣神]結四象和合五行攢簇倶会入中宮而大丹成矣

取坎塡離説

虎居北方坎水之中而坎中一畫為陽爻故曰坎内黄男為汞祖也龍居南方離火之内離中二畫為陰爻故曰離中玄女是鉛家也似此陽男女異室鉛汞異爐陰陽不交則天地否矣聖人以意為黄婆引坎内黄男配離中玄女而變純乾故曰取坎塡離悟直篇云取將坎内中心實点化離中腹内陰正謂此耳

朝元待詔説

攢五簇四会三合二而歸一後身不動則精固而水朝元心不動

則氣固而火朝元直性寂則魂藏而木朝元妄情忘則魄伏而金朝元四大安和則意定而土朝元此謂五炁朝元皆聚于頂也再加九年面壁之功積德行仁之事功行滿足天書降詔玉女來迎駕霧騰雲直入三清聖境張紫陽云德行修逾八百陰功積滿三千鍊符降詔去朝天穩駕鸞輿鳳輦

涵養本源　第二卷

上丹田即心也儒曰靈臺道曰靈關釋曰靈山皆指靈明一竅釋教曰佛在靈山莫遠求靈山只在汝心頭人人有箇靈山塔好向靈山塔下修論其所也玄教曰大道根莖識者稀常人日用孰能知為君指出神仙窟一竅穹〻似月眉論其形也若外息諸緣內絕諸妄含眼光凝耳韻調鼻息緘舌炁四肢不動使眼月鼻舌身之五識各返其根則精神魂魄意之五靈各安其

位二六時中眼常内觀此竅耳常逆聽此竅至于舌準平常對着此竅運用施為念念不離此竅行住坐卧心心常在此竅自然有一点元陽眞炁從中而出降黃庭入土釜貫閭尾穿夾脊上冲天谷下達曲江流通百脉灌溉三田驅逐一身百竅之陰邪滌蕩五臟六腑之濁穢如服善見王之藥衆病咸消如奏獅子筋之弦群音頓絶所以云一心療萬病不假藥方多後面雖有許多次第工夫不過成就這个而已

退藏沐浴

易曰聖人以此洗心退藏于密又曰艮其背不獲其身皆道書沐浴之義心屬乎火而藏于背之水者洗之之義也心居乎前而藏于背之後者有退之之義也水火互相交養自然念慮不生一切常人呼吸皆後咽喉下至中脘而回不能与祖炁相連

天之極上至
地之極下八
萬四千里中
之一萬二千
生攸人之
了

莊子所謂衆人之息以喉是也若是至人呼吸直貫明堂而上至夾脊流入命門得与祖炁相連莊子所謂至人之息以踵是也踵者其息深深之義所謂深深者心腎相去八寸四分中餘一寸二分名腔子裏即深深處也乃心腎往来之路水火既濟之鄉欲通此竅先要存想山根則呼吸之炁漸次通夾脊透混元直達于命府方繞子母會合破鏡重圓漸漸擴充則根本完固救任命寳始可言其修煉按了直子曰欲点常明燈當用添油法添油即接命也故呂公曰畜精宜急早接命莫教遲欲修長生者必固其炁炁固則身中之元炁不隨呼而出天地之直炁恒隨吸而入久之胎息定鄞鄂成而長生有路矣

玉液煉形

坐久恐炁凝血滯脉絡壅塞又宜用通関蕩滌之法先将行炁

主宰照定玄膺一竅此竅可通炁管自然津液滿口微嗽數遍徐以意引下重樓漸達膻中尻尾中脘神闕至炁海而止就從炁海分開兩路至左右大腿從膝至三里下脚背及大拇指又轉入湧泉由脚根脚彎循大腿而上至尾閭合做一處過腎堂夾脊双關分送兩背兩肩至手背由中指轉入手掌一齊旋回過手腕由胸旁歷腮後從腦貫頂後下明堂上腭以舌迎之至玄膺而止此為一轉而行炁必用眼者何也昔人謂目之所至心亦至焉心之所至氣亦至焉故施肩吾曰炁自是添年藥心為使氣神若知行炁主便是得仙人而煉形必用液者又何也蓋玄膺一竅乃津液之海生化之源灌溉一身皆本于此故古歌曰華池神水頻吞咽紫府元君直上奔常使炁通關節透自然精滿谷神存又太上云舌下玄膺生死岸子若遇之昇天漢能

将此法日行三五次則氣血流通百脉和暢病皆去矣止而勿行此与救護退藏二功是爲表裏可並行不悖

安神祖竅　中丹田

中丹田規中即祖竅又曰玄牝之門悟真篇曰要得谷神長不死須憑玄牝立根基老子曰玄牝之門是爲天地根採取在此交媾在此烹煉在此沐浴在此温養在此結胎在此至于脱胎神化無不在此人若常将真我安止其中如如不動寂寂惺惺内外兩忘渾渾無事則神戀氣而凝命戀性而任不歸一而一自帰不守中而中自守中心之腹既實五行之心自虚此老子抱一守中虚心實腹之本旨也參同契曰真人潜深淵浮游守規中即此義

法輪自轉

易曰艮其背不獲其身行其庭不見其人庭即黃庭行乃天行健之行也始而有意終而無意起初用意引氣旋轉由中而轉外由小而轉大口中默念十二訣曰白虎隱於東方青龍潛於酉位一句一圈數至三十六遍而止及至收回從外而旋內由大而至小亦念訣曰青龍潛于酉位白虎隱于東方亦數至三十六遍復歸太極而止是為一週天也久則不必用意自然璇璣不停法輪自轉真箇有歇手不住處輪轉無窮壽命無極鳴道集云安閑自得長生道晝夜無聲轉法輪

附　龍虎交媾

夫人也坎離交則生分則死此理之必然也離中有己土象龍之弦氣坎中有戊土象虎之弦氣自太極一判二物始分今能返其本復其初使二物歸於鼎中此為交媾但交媾之道有二

有內交媾有外交媾坎離龍虎交內交也産藥也乾坤子午交外交也結胎也今言龍虎交媾者乃三元合一之法取精於水府居神於靈關使歸主北竅中得與祖氣聚會三元相見合為一体先則凝神於混沌次則寂照含虛空抱一無離是為返本還元之妙道

下丹田

蟄藏氣穴

前節言翕聚乃守中抱一之工夫此節言蟄藏則深根固蒂之口訣也非翕聚則不能發散非蟄藏則不能發生二節一貫而下兩不相離此訣無他只是將祖竅中凝聚那點陽神下藏于氣穴之內謂之送歸土府牢封固又謂之凝神入氣穴氣穴者內竅也蟄神于中藏氣于內即伏氣法也前輩云伏氣不服氣

凝神至
亦乃寶
添天室

服氣須伏氣服氣不長生長生須伏氣炁之積於下者無地可逵自然升之而上至髓海炁之積於上者無處可奔自然降之而下至氣海二氣相接循環無端古先達人得躋長生者良由此也仙諺云欲得長生先須久視久視于上丹田則神長生久視於中丹田則氣長生久視于下丹田則形長生久視不越胎息之義故述胎息歌於後

附胎息 四則

許棲霞胎息訣云凡修道者常行内觀遣去三尸驅除六賊納氣於丹田定心於交海心定則神凝神凝則氣住氣住則胎長矣故曰住息長胎聖母神孩

赤肚子胎息訣云氣穴之間昔人名之曰生門死户又謂之天地根凝神于此久之元氣自(日)充元神日旺神旺則氣暢氣暢則

深效驗
長生第
真訣

血融血融則骨強骨強則髓滿髓滿則腹盈腹盈則下實下實
則行步輕健動作不變四体康顏色如花而去仙不遠矣
達磨祖師胎息經云胎從伏氣中結氣從有胎中息氣入身中
為之生神去離形為之死知神氣可以長生固守虛無以養神
氣神行則氣行神住則氣住若欲長生神氣長住心不妄動無
來無去不出不入自然長住勤而行之是真道路
约真先生胎息銘云行住坐臥各〻有方行則措足於坦途住
則凝神於太虛坐則調丹田之息臥則抱臍下之珠故曰行住
坐臥不離這箇

附 行立坐臥四禪

行禪　行亦能禪坐亦禪聖可如斯凡不然諭人步履之間不
可奔趋太急急則動息傷胎必須安詳緩慢而行乃得心和氣

定或住或來時行時坐眼視于下心藏于淵即王重陽所謂兩脚任從行處去一靈常與氣相隨有時四大薰薰醉借問青天我是誰

立禅　若天朗氣清之時當用立禅納氣法而接命其法曰脚根着地鼻遼天兩手相懸在穴邊一氣引從天上降吞時汩汩到丹田昔廣成子告黃帝曰目無所見耳無所聞心無所知神將守形形乃長生其意大同允為深切

坐禅　坐不必趺跏當如常坐詩曰靜坐少思寡欲冥心養氣存神此是修真要訣學者可以書紳

卧禅　人之真元常在夜間走失當睡眠不謹則精自下漏氣從上洩元神無依亦棄軀而出三寶各自馳散人身安得而久存哉至人睡時收神下藏丹窟與氣合交水火互相拘鈐則神

不外馳而氣自安定訣曰東首而臥側身而寢如龍之蟠如犬之曲一手曲肱枕頭一手直摩腹臍一隻脚伸一隻脚縮未睡心先睡目致虛極守靜篤神氣自然歸根呼吸自然含育不調息而息自調不伏氣而氣自伏陳希夷已留形於華山蔣青霞曾脫殼于王屋此乃卧禪的旨

以上三丹田工夫乃長生秘訣擇其一而行之無不各々有驗不必頤此又頤彼

丹經寶筏第三卷

採藥歸壺

吾身以窈窈冥冥為太極道德經曰窈兮冥兮其中有精有精甚真惟此真精乃吾身之真種子也故名太極又名先天一炁又名黃芽又名玄珠又名真鉛又名陽精翠虛篇云大藥須憑神氣精採來一處結交成丹頭只是先天氣煉作黃芽作玉英採取之法不過吸舐撮閉四字（功詳在後）時時以子時採之但子時有二有箇活子時有箇正子時活子時者不在冬至不在朔旦不在夜半崔公入藥鏡云一日內十二時意所到皆可為是也（隨時行之便有一陽来復所以云時之子妙在心傳也）正子時者亘半子時太陽正在北方而人身氣到尾閭穴乃坤復之間此時採取則內真外應若合符節也

附三車逆流

起先運南方離宮之火以煉北方水中之金是為以紅投黑則凝神入坤臍而生藥如今運北方水中之金以制南方火中之木是為以黑見紅則凝神入乾頂而成丹崔公入藥鏡曰産在坤種在乾乾居上為鼎坤居下為爐全憑聚火之法載藥上行何謂聚火之法即上吸舐撮閉四字吸者鼻中吸氣以接先天也舐者舌柱上腭以迎甘露也撮者緊撮穀道内中提明月輝輝頂上飛也閉者塞兌垂簾兼逆聽久而神水落黄庭也此即上三車逆流法故翠湖云下不閉則火不聚而金不升上不閉則藥不凝而丹不結是以聚火之法乃採聚烹煉之先務也其恍恍惚惚是採取時候猛烹極煉是採取功夫吸舐撮閉又是烹煉之的旨也但採取之時不可太早不可太遲全看火候而

火候之義詳在後

附 乾坤交媾

性者天也常潛于頂故頂者性之根也命者海也常潛於臍故臍者命之蔕也經云性在天邊命沉海底這二者之名不可勝數如論頂中之性亦名之曰汞曰龍曰火曰根曰日曰魂曰離曰乾曰巳曰天曰君曰虛曰兔曰無曰主曰浮曰珠砂曰扶桑曰姹女曰崑崙如論臍中之命亦名之曰鉛曰虎曰水曰蔕曰月曰魄曰坎曰坤曰戊曰地曰臣曰寔曰烏曰有曰實曰沉曰水銀曰華嶽曰嬰兒曰曲江馬丹陽曰鉛汞是水火水火是龍虎龍虎是神氣神氣是性命總只是兩箇字鉛自曲江而來穿夾脊徹玉京斡旋沂流直上泥丸抽鉛添汞寔是還精補腦丹經云欲得不老還精補腦此法須要驅除雜念奮速精神目視

頂門用志不分雲時龍虎交戰造化争馳金晶灌頂銀浪衝天
紫陽所謂以黑而變紅一鼎雲氣濃此時玄珠成象鑛去金存
而一點金液復落於黃庭舊處矣自覺百脉冲和暢乎四体真
箇是拍々滿懷都是春也見此效驗急行卯酉周天進陽火退
陰符使東西會合南北混融則四象五行攢簇一鼎混百靈於
天谷理炁炁於泥丸也呂純陽云盜得乾坤祖陰陽是本宗天
䰟生白虎地魄産青龍運寶泥丸住搬精入上宮有人明此法
萬載貌如童此是泥丸上丹田口訣

附卯酉周天

前段乾坤交媾收外藥也此段卯酉周天收内藥也外交媾者
後上前下一升一降也内交媾者左旋右轉一起一伏也其法
在乾坤交媾後行之則所結金丹不致耗散先以法器頂住太

玄關口次以行氣主宰下照坤臍良久徐〻從左上照乾頂少停從右降下坤臍是為一度如此三十六轉是為進陽火又下照坤臍從右上至乾頂少停從左降下坤臍如此二十四度是為退陰符行時常借兩眼運之蓋眼乃陽精也人之一身皆屬陰惟有這點陽耳轉而又轉戰退群陰則陽道日長陰道日消眼之功用大矣哉

頂中丹成又落丹扃借火候以溫養之

丹經寶筏第四卷

重結聖胎

原初那點精金渾然在鑛用火所逼逐上乾宮漸採漸積以烹以鎔損之又損煉之又煉直至煙消火滅鑛盡金純方纔成此一粒金丹此時藥也不生輪也不轉液也不降火也不炎五氣俱朝于上陽三華皆聚于乾頂陽純陰剝丹熟珠靈若不再進工夫重立我之性命再造我之乾坤便是唐宋尸解諸仙故尹公曰鼎中有寶非真寶重結靈胎是聖胎然而珠在崑崙何由得下而結聖胎必假神爐窮靈陽真炁以催之太陽真火以逼之催逼既久則靈丹應時脫落吞入口中化為金液而直射於丹扃之內昔無無上元君謂老子曰神丹入口壽無窮群仙珠玉云一粒飡兮天地壽死生生死不相干皆謂此也

附長養火候

火候最秘聖人不傳今則露之藥非火不産火非藥不生蓋火之寒燥全在意念上發端陳虛白曰念不可起念起則火燥意不可散意散則火寒惟要一念不起一意不散含光默默真息綿綿圓明覺照常自惺惺此長養聖胎之真火候也火即我之神候即我之息神息即我之火候神凝則精氣聚而百竅結者結胎之藥物也真息往來而未嘗少有間斷者温養之火候也張紫陽悟真篇云謾守藥爐看火候但安神息任天然二句大義已明丹書上卦爻斤兩年月日時等論皆借名取義人多拘滯不通甚非從容自得之道也今故刪而不錄

附養嬰無害

嬰兒當移胎換鼎之時躍然而出潜居氣穴之間又重開一混

沉也仍須密守關元若坐若臥常施瑩淨之功時止時行廣運修持之力参同契曰耳目口三寶閉塞勿發通真人潛深淵浮游守規中其法只是以眼觀眼以耳聽耳以鼻調鼻以口緘口潛藏飛躍止在一心則無外來聲色臭味亦無內中意必固我之累自然方寸虛明萬緣澄寂而我本來赤子怡〻然安處其中矣雖然外固三寶尤要內除三害三害者妄念煩惱嗔恚也嗔恚之火一燃胎息去如奔馬直待火滅煙消方總歸於廬舍今欲去嗔之法惟宗老子之曰損周易之懲忿世尊之覺照高僧妙普曰嗔火正燃時我以覺照之嗔火化為心燈嗔之一毒既消八萬四千煩惱亦滅此治嗔恚之一法也佛經曰諸魔平等煩惱為先若以智慧劍破煩惱賊以智慧刀裂煩惱網以智慧火燒煩惱薪僧圓照云對治煩惱魔清靜當歡喜龐居士云

煩惱皆從嗔恚中來宜澄

淨治

諦觀四大本空煩惱何處安脚晁文元曰身同夢幻非真有事比風雲不久留既能洞達須剛斷煩惱魔空過即休此治煩惱之一法也釋教以無念為宗無念者為無邪念非無正念李之才云念之天理則明月之當空念之人欲則浮雲之蔽日天隱子云不睹不聞存覺性無思無慮養胎仙此治妄念之又一法也既得無念真常則玄竅嬰兒寂寂然始無擾擾之患

真空煉形

西語可君
煉形直八
訣

普照佛心曰鼻端有白我其觀郤嘆人從甕裏盤最上一層含蓄遠好從玄竅覓天寬蓋真空煉形之法先要空其身薛道光曰昔人空此幻化身親受聖師真規則清靜經曰內觀其心心無其心外觀其形形無其形形無其形者身空也心無其心者心空也心空無礙則神愈煉而愈靈身空無礙則形愈煉而愈

煉形真境須試而後知

清真煉至形與神而相涵身與心而為一方纔是形神俱妙與道合一也故聖人觀天之道執天之行每於羲馭未升暘谷之時凝神靜坐虛以待之内舍意念外舍萬緣頓忘天地粉碎形骸自然太虛中有一點如露如電之陽勃勃然入玄門透長谷而竟上泥丸化為甘露而降于五内我即鼓動巽風以應之使其驅逐三關九竅之邪掃蕩五臟六腑之垢焚身煉質煅滓消霾拉盡穢濁之軀變換純陽之体積累長久形化而仙煉形之法雖有六門其一曰玉液煉形其二曰金液煉形其三曰太陰煉形其四曰太陽煉形其五曰内觀煉形終非虛無大道總不能與太虛同体惟此一訣乃曰真空煉形雖曰有作其實無為雖曰煉形其實煉神是修外而兼修内也依法煉之百日則七魄忘形三尸絶迹六賊潛藏而十魔遠遁矣煉之千日則四大

一身儼如水晶格子表裡玲瓏內外洞徹心華燦然靈光顯現昔陳泥丸云我昔工夫行一年六脉已息氣歸根有箇嬰兒在丹田與我形貌亦如然嬰兒既長穴不能容自然裂竅而出貫頂而升此之謂出離苦海而超彼岸矣

真人出現

始則有作有為者採藥結丹以了命也終則無作無為者抱一冥心以了性也陰長生曰無位真人居上界空寂更無塵可礙有為功就又無為無為也有工夫在故冥心時深居端拱默然一塵不染萬慮俱忘但冥此心萬法歸一体若虛空安然自在矣譚長真云嬰兒移在上丹田端拱冥心合自然修到三千功行滿憑他作佛與昇仙此時心定而能慧心寂而能感心靜而能知心空而能靈心誠而能明心虛而能覺一性圓明六通頓

凡魔皆已身未淨之障氣使然

足何謂六通按王陽太師曰坐到靜時踁然心光發現內則洞見肺腑外則照見鬚眉智神踴躍日賦萬言此心境通也不出廬舍預知未來事情身處空中又能隔墻見物此神境通也正坐之間霎時迷悶混沌不分少頃心竅豁然大開地理山河猶同掌上此天眼通也能聞十方之音如耳邊音能憶生前之事如眼前事此天耳通也或晝或夜入于大定上見天堂下見地獄觀透無數劫来宿命所至此宿信通也神通變化出入自由洞見十方衆生知他心內隱微之事此他心通也古云道高一尺魔高一丈正定之時或聞種種善惡之声或現種種違順之境總是魔障不可着他只須反觀一身四大俱是假合如夢如幻全体非真但正此心魔自消滅古語云見怪不怪怪自亡見魔非魔魔自滅惟自消隱愿積陰功開誠心施法乳汲引後學

非外來
之魔也
故心正自
滅

普度衆生上報佛恩下資群品待等三千功滿八百行圓自有
白鶴来迎丹書宣詔也中和集云成就頂門開一竅箇中別是
一乾坤 噫頂門一竅豈易開乎吕純陽云九年火候直經過忽
爾天門頂中破真人出現大神通從此天仙可相賀真人出現
乘雲氣御飛龍升玉京遊帝闕聚則成形散則成氣隱顯莫測
變化無窮入水火而不溺不焚步日月而無形無影縱横自在
出入自由信乎紫陽云一粒靈丹吞入腹始知我命不由天上
陽子云總皆凡夫播英雄做盡功名到底空惟有金丹最靈妙
大羅天王顯神通

丹經寶筏四卷終

附養氣還精要訣

仙家嚥氣令腹中鳴臍下使子氣見母元氣名曰返本歸元久餌之自深根固蔕也故嚥氣津者名天池之水資精氣血蕩滌五臟充溉元海一名離宮之水一名玉池一名神水但可餌之不可唾之以補精血益元氣

人生之本精與氣耳精能生氣氣亦生精氣聚精盈則神旺氣散精衰則神去故修真諸書千言萬語無非發明精氣神三字然三者之用尤先于氣故悟真篇曰道自虛無生一氣便從一氣產陰陽又古歌曰氣是添年藥津爲續命芝世上慢忙兼慢走不知求我更求誰蓋以天地萬物皆由氣化氣存數亦存氣盡數亦盡所以生者由乎此死者亦由乎此此氣之不可不寶能寶其氣則延年之道也故晉道成論長生

養性之旨曰其要在于存三抱元守一三者精氣神名曰三寳抱元者抱守元陽真氣也守一者神靈也神在心心有性屬陽是為南方丙丁之火腎者能生元陽為元陽真氣也泄則為精是為北方壬癸之水〻為命〻繫于陰此之謂性命為三一之道在於存想下入丹田抱元守陽逾三五年自然神定氣和功滿行畢其道成矣諸如此類雖道家議論儘多無非祖述本經精氣之義耳此言閉氣者即所以養氣也餌津者即所以益精也其下手工夫惟蔣氏調氣篇蘇氏養生訣李真人長生十六字訣最得其法故詳列於後

蔣氏調氣篇曰天地虗無中皆氣人生虗空中亦氣故呼出濁氣身中之氣也吸入清氣天地之氣也人在氣中如魚在水中魚腹中無水出入即死人腹中無氣出入亦死其理一也

善攝生者必修調氣之術當設密室閉戶安床煖席偃卧瞑
目先習閉氣以鼻吸入漸漸腹滿及閉之久不可忍乃從口
細細吐出不可一呼即盡氣定復如前閉之始而十息或二
十息漸熟漸多能閉至七八十息以上則藏府胃鬲之間皆
清氣之布護矣當其純熟氣閉之時鼻中惟有短息一寸餘
所閉之氣在中如火蒸潤肺宮一縱則身如委蛇神在身外
其快其美有不可言之狀蓋一氣流通表裡上下徹澤故也其
所閉之氣漸消則恍然復舊此道以多為貴以久為功但能
於日夜間行得一兩度久久耳目聰明精神完固体健身輕
百病消滅凡調氣之初務要体安氣和無與氣意爭若不安
和且止候和乃為之久而弗倦則善矣閉氣如降龍伏虎須
要達其神理胃鬲常宜虛空不宜飽滿若氣有結滯不得宣

此段極簡易亦極明顯行之不懈必效驗自

通即用吐法以除之如呬呵呼嘻嘘吹六字訣之類是也不然恐泉淵壅遏致生瘡瘍中滿之患慎之慎之

蘇氏養生訣曰每夜于子時之後寅時之前披衣擁被盤足而坐叩齒三十六通兩手握固拄腰腹間先須閉目靜心掃除妄念即閉口屏鼻不令出氣謂之閉息然後内觀五藏存想心為炎火光明洞徹降下丹田中待腹滿氣極則徐徐吐之不得令耳聞声候出息勻調即以舌攪唇齒内外漱煉津液津液滿口即低頭嚥下令津與氣谷然有声須用意精猛以氣送入丹田中氣定又依前法為之凡九閉氣三咽津而止然後以左右手擦摩兩足心使湧泉之氣上徹頂門及臍下腰脊間皆令熱徹次以兩手摩熨眼角耳項皆令熱極仍按捏鼻梁左右五七次梳頭百餘梳而卧熟睡至明

李氏十六字訣曰一吸便提氣〻歸臍一提便咽水火相見註曰右十六字仙家名為十六錠金乃至簡至易之妙訣也在官不妨政事在俗不妨家務在士不妨本業只于二六時中畧得空閑及行住坐卧意一到處便可行之口中先須漱及三五口舌攪上下腭仍以舌舐上腭滿口津生連津咽下汩然有声随于鼻中吸清氣一口以意會及心目寂地直送至腹臍下一寸三分丹田炁海之中畧存一存謂之一吸隨用下部輕〻如忍便狀以意力提起使氣歸臍連及夾脊双關腎門一路提上直至玉枕透入泥丸其升而上之亦不覺氣之上出謂之一呼一呼一吸謂之一息氣既上升隨又依前提咽所謂氣〻歸臍壽與天齊矣凡咽時口中有液無液俱要汩然有声咽之或三五口或七或九或十二口或二十四口

要行即行要止即止只要如常作為正事不使間斷如有瘋
疾見效尤速久久行之却病延年形体俱変百疾不作自然
不飢不渴安健勝常行之一年永絶感冒痞疾逆滞不生癰
疽瘡毒等証耳聰目明心力強記宿疾俱瘳長生可望如親
房事於欲泄未泄之際亦以此提咽之法運而使之帰於元
海把牢春汛不放龍飛甚有益處所謂造化吾手宇宙吾心
功莫能述也
按此三家之法或晝夜或坐卧無不可行但不必拘泥耳且
或用此或用彼取長舎短任意為之貴得自然無為勉強則
一身皆道久而精之誠不止却病已也又観之彭祖曰和氣
導氣之道密室閉戸安床煖席枕高二寸半正身偃卧瞑目
閉氣以鴻毛着鼻上不動経三百息耳無所聞目無所見心

無所思如此則寒暑不能侵蜂蠆不能毒壽百六十歲隣於
真人也夫豈虛語哉然揔之金丹之術百數其要在神水華
池玉女之術百數其要在還精採氣斯言得之矣此外有云
轉轆轤運河車到玉關上泥丸者皆言提氣也有云進用武
火退用文火者謂進欲其壯出欲其徐皆言呼吸也有云赤
龍攪水混神水滿口匀者皆言津液也有想火入臍輪放火
燒遍身者皆言陽氣欲其自下而升以溫元海三焦也再如
或曰龍虎或曰鉛汞或曰坎離或曰夫婦或曰導引或曰栽
接跡其宗旨無非此耳雖其名目極多而可以一言蔽之者
則曰出少入多而已珍之珍之

二月十五日東垣守拙居士閱

於懸胆室澹菴老人所集
諸説皆養生之寔理莫以
其言爲仙佛幻妄語也

運氣紀要小引卷二

五運六氣軒岐療病書也初疑七情六淫皆人自招致風寒暑濕之不謹使然於氣運何與惟上關天道之陰晴風雨下係農事之登晚豐凶余嘗志注驗之及秋初人多病腫幼孫方七歲亦患為諸藥莫效乃察運氣君火臨濕土民病黃腫搏濕投之果一劑而痊嵋兒繼之亦痊始信運氣之乃合乎病也審矣但五運遞更六氣互爰物生之應

復分太過不及中多舛錯不明今舉
其要而詳於某年之下謀生治病展卷
瞭然且見運氣中強不終強太過亦且
復弱不終弱不及則來助抑強扶弱
天道且然而況於人乎處身涉世之
宜知所省矣因樂取而所錄書之為第
二卷
康熙二十二年癸亥仲冬潛菴至人書

運氣則例

一內經五運有書六氣有書生物之應有書今彙而輯於一年之中以便觀覽

一自甲子至癸亥六十年中配以五運如甲己化土則為土運乙庚化金則為金運丙辛化水則為水運丁壬化木則為木運戊癸化火則為火運依次相生千古不息

一五運各分陰陽如甲丙戊庚壬屬陽年為太過氣化運行先天皆早十五日乙丁己辛癸屬陰年為不及氣化運行後天皆遲十五日以此推之方不差錯

一每年有五旺肝屬木旺於春心屬火旺於夏肺屬金旺於秋腎屬水旺於冬脾屬土旺於四季各十八日

一每年分五氣春為生氣夏為長氣夏季為化氣秋為收氣冬

為藏氣

一運氣有三曰大運曰主運曰客運大運者中運也主一歲之氣如甲己之年土運統之之類是也主運者四時之常令也如春木屬角夏火屬徵秋金屬商冬水屬羽土王四季屬宮歲歲相仍是也客運者十年一週如甲年陽土則太宮起初運也乙年陰金則少商起初運五運不同迭相用事是也

一五運配五音土為宮金為商木為角水為羽火為徵

一五星有應東方歲星屬肝其應風南方熒惑星屬心其應火西方太白星屬肺其應燥北方辰星屬腎其應寒中方鎮星屬脾其應濕

一六氣各有所主太陰濕土主濕太陽寒水主寒陽明燥金主燥厥陰風木主風少陰君火少陽相火主熱但君火平而相

火烈故名曰畏火

一氣交三氣四氣乃一歲之氣交也一年旱潦豐歉皆係於此

自四月中至八月中四个月内

一歲會歲運與在泉同氣故曰歲會如木年臨夘丁夘火運臨午戊午土運臨四季甲辰甲戌己丑己未金運臨酉乙酉水運臨子丙子八年是也

一天符歲運與司天同氣故曰天符如土運之歲上見太陰己丑己未火運之歲上見少陽戊寅戊申少陰戊子戊午金運之歲上見陽明乙夘乙酉木運之歲上見厥陰丁巳丁亥水運之歲上見太陽丙辰丙戌十二年是也

一太乙天符既同天符又同歲會故曰太乙天符如己丑己未戊午乙酉四年是也

天符為執法歲會為行令太乙天符為貴人邪之中也中執
法者其病速而危中行令者其病徐而持中貴人者其病暴
而死
一同天符以中運而加於在泉名曰同天符如太宮加太陰甲辰
甲戌皆土太角加厥陰壬寅壬申皆木太商加陽明庚子庚午皆金是太
過而同地化者三共六年
一同歲會少徵加少陽皆火癸巳癸亥少羽加太陽辛丑辛未皆水少徵
加少陰癸卯癸酉皆火是不及而同地化者三共六年
按上論曰歲會曰天符曰太乙天符曰同天符曰同歲會其
目凡五皆上下符會無所克侮均為氣之相得故於天時民
病多見平和然其氣純而一亦恐亢則為害故曰變行有多
少病形有危甚生死有早晏耳觀上文二十四年之間惟於

歲會八年曰氣之平其他之不平可知故曰制則生化然則
無制者乃為害矣今詳制化於後

一齊化凡陽年太過則為我旺若遇尅我之氣不能勝我我反
齊之故曰齊化如戊運太徵是火齊水化庚運太商是火[金]齊
火化壬運太角是木齊金化甲運太宮土齊木化丙運太羽
水齊土化是也

一兼化凡陰年不及則為我弱我弱則勝我者來兼我化故曰
兼化如乙運少商火兼金化丁運少角金兼木化己運少宮
木兼土化辛運少羽土兼水化癸運少徵水兼火化是也

一平氣如運太過而被抑運不及而得助也如戊辰陽年火運
太過而寒水司天抑之癸巳陰年火運不及而巳位南方助
之辛亥水運不及而亥位北方助之又加丁運木司天上角

同正角己運土司天上宮同正宮乙運金司天上商同正商
皆曰平氣而物生脉應皆滑平和之氣

一得政如乙年陰金木司天金運不及火來兼化則木不受尅
而得其政丁年陰木土司天木運不及金來兼化則土不受
尅而得其政癸年陰火金司天火不及水來兼化則金不受
尅而得其政此雖非亢則害然亦以子救母而實則承迺制
之義也

一相得氣相得則微不相得則甚相得者如木火相得火土相
臨土相臨土金相臨金水相臨水木相臨以上生下司天生
中運是也

一不相得如木土相臨土水相臨水火相臨火金相臨金木相
臨以上尅下司天尅中運者是也又如木臨金土火臨水金

土臨木水金臨火木水臨土火乃天運相尅亦為不相得其
病甚
一小逆如土臨火火臨木木臨水水臨金金臨土以下生上雖
曰相生然子居母上亦為小逆主微病也
以上司天有臨遇在泉亦有臨遇天地有臨遇六氣亦有臨
遇之理無窮一隅三反又在人神而明之也
運氣似近於鑿然觀此數
說亦不過五行生尅之理
耳吾獨怪世之學醫

者東之而不觀何耶然攻
制藝者守腐爛之文以倖
博功名置吾經於高閣去
多矣吁獨醫也与哉

火生土生金為相得
湿勝多雨
寒湿相連必多雨水
風能勝湿必少雨

甲子甲午二年同推運甲己化土故為土運二年乃太宮土為中

少陰君火司天陽明燥金在泉太陰湿土為天之左間厥陰
風木為天之右間少陽相火為地之右間太陽寒水為地之
左間其年歲土太過雨湿流行氣化運行皆早十五日前半
年主雨上應鎮星鎮星乃中央土星應湿宜明耀也民病傷腎腎病如腹痛清厥之類土魁水也治宜滋補腎水後半年主燥多風多上應歲星歲星乃東方木星應風宜明耀也
民病傷脾脾病如足痿腸鳴溏泄之類土太勝木來復之脾亦病也治宜平肝以健脾土其在應
物篇名曰敦阜之紀亦主大雨時行湿氣應而燥政辟令按六
氣開後

初氣自去年大寒前十五日至春分六十日內乃太陽寒水
用事主春寒霜降民病瘡瘍寒湿使然

二氣自春分前十五日至小滿六十日內乃風木之客加於

火熾極甚
雨又無常
麦恐若黃
此氣大雨可望
秋成但宜早田
秋燥雨少多
風
燥甚無雨
雪且多風

君火之主主陽布風行民多目病君火使然也宜清心

三氣自小滿前十五日至大暑六十日內司天君火又加相火之主主大熱火極水復熱極寒生故時寒時熱民病寒熱更作或心痛或喘欬目赤二火交熾使然宜清心瀉相火

四氣自大暑前十五日至秋分六十日內客主多湿土用事主溽暑大雨時行民病黃癉鼽衄湿熱使然宜除湿清熱

五氣自秋分前十五日至小雪六十日內畏火臨之主秋燥民病溫時寒氣熱陽邪金鬱發於五氣中使然主多燥不雨民多肺病如喘欬咽乾之類肺金燥也又多肝病如心脇滿引小腹暴痛之類金勝傷肝木也

終氣自小雪前十五日至大寒六十日內在泉燥金用事燥令行必無雨雪民病喘欬血溢肺氣燥溢使然宜潤肺降氣木鬱之發雖無常期大約在金勝之後主大風不雨民多肝病如胃脘痛

兩脇痛眩運目赤等症
肝氣逆也宜平肝

本年治病宜以苦發之散其君火以酸收之補其肺金使君火清而燥金自安餘再按六氣調理

熱淫所勝平以鹹寒佐以甘苦以酸收之

寒反勝之治以甘溫佐以苦酸辛

相得

田苗茂盛收

星却少

西方多冰

雹

乙丑乙未二年同推乙庚化金故為金運二年乃少商金為中運

太陰湿土司天太陽寒水在泉少陽相火為天之左間少陰

君火為天之右間陽明燥金為地之右間厥陰風木為地之

左間其年歳金不及而火乘之主生長氣勝盛而收氣不足氣

化運行皆遲十五日前半年主熱上應熒惑星熒惑乃南方火星應熱宜

明耀也民病傷肺肺病如鼽嚏便血之類火剋金也後半年水來復之主寒雨

暴至多冰雹霜雪上應辰星辰乃北方水星應寒宜明耀也民病陰氣格陽

無根之火如頭痛口瘡心痛之類寒勝於下故也其在應物篇名曰從革之紀亦

主炎光赫烈冰雪霜雹青於七應在西方方兌宮藏氣早至乃生大寒

今按六氣開後

初氣自大寒後十五日至春分六十日内客主皆厥陰風木

用事主多風與司天湿土相摶風勝湿雨必後時民病筋

多風少雨　濕熱多雨　忽寒降霜　此氣多雨

絡拘痿風勝使然宜平肝祛風

二氣自春分後十五日至小滿六十日內客主皆少陰君火用事湿蒸相摶雨乃時降民病瘟疫大行火盛氣蒸使然宜清火燥湿水鬱發二三氣之交主大寒霜殺

三氣自小滿後十五日至大暑六十日內司天湿土用事雨時降寒隨之民病重身胕腫腹痛寒凝湿滯使然宜除寒湿

四氣自大暑後十五日至秋分六十日內客以相火主以湿土以湿遇火故湿化不流必多陰不雨惟白露早降火鬱發於此時主大熱不雨熱極方有雨田苗得以化成民病瘧疾血溢胕腫湿熱使然宜除湿清熱

五氣自秋分後十五日至小雪六十日內燥金用事主燥少雨惟霜早降民病皮膚周密金氣收斂使然宜發越肺氣

終氣自小雪後十五日至大寒六十日內客主皆寒水用事

主大寒陰凝民病腰痛寒水傷腎使然宜煖腎

太

年治病宜以苦燥之溫之甚則發之泄之燥以治之濕溫

以治寒發散以去寒滲泄以除濕餘再按六氣調理

濕淫所勝平以苦熱佐以酸辛以苦燥之以淡泄之　濕上甚而熱治以苦溫佐

以酸甘辛以汗為故　熱反勝之治以苦寒佐以苦酸

水火相剋為不相得

田苗不大茂盛

乃雨而小

丙寅丙申二年同推丙辛化水故為水運二年乃太羽水為中運

少陽相火司天厥陰風木在泉陽明燥金為天之左間太陰湿土為天之右間太陽寒水為地之右間少陰君火為地之左間其年歳水太過寒氣流行氣化運行皆早十五日前半年上應辰星水星也詳在上民病邪害心火如煩心譫妄之類水尅火也後半年土來復主大雨上應鎮星土星也詳在上民病脛腫寢汗水勝亦傷腎也其在應物篇名曰流行之紀主水盛陰氣大行長令不揚

今按六氣開後

初氣自大寒前十五日至春分六十日內君火用事又兼相火司天主春温草木早榮民病温疾目赤瘡火盛使然宜清二火

二氣自春分前十五日至小滿六十日內太陰湿土用事主氣君火反鬱故湿勝雨零民病頭痛喘逆瘡膿湿熱使然宜除湿熱

大抵雨不普遍 三氣自小滿前十五日至大暑六十日内客主皆少陽相火主大熱雨落有涯民病熱如瘡膿血溢之類火熾也宜清相火

土發大雨 四氣自大暑前十五日至秋分六十日内燥金之客加於湿土之主涼暑間作民病胷滿身重肺燥脾湿使然宜潤肺健脾土欝發於此時主巖谷震驚大雷大雨民多湿病

金多必燥 五氣自秋分前十五日至小雪六十日内寒水之客加於燥金之主雨迺降民病寒邪金肅水寒使然宜温補肺腎金欝發此詳上甲子

終氣自小雪前十五日至大寒六十日内在泉風木用事主多風民病欬時當閉藏而風木動之使然宜平肝散風邪

本年治病宜滲之泄之以去二便之實潰之發之以袪腠理之邪餘再按六氣調理火淫所勝平以酸冷佐以苦甘以酸収之以苦發之以酸復之寒反勝之治以甘熱佐以苦辛

丁卯為歲會年

丁卯丁酉二年同推丁壬化木故為木運二年乃少角木為中運

陽明燥金司天少陰君火在泉太陽寒水為天之左間少陽相火為天之右間厥陰風木為地之右間太陰濕土為地之左間其年歲木不及而金乘之必待火土旺時草木再榮火衰土弱土無制故虫食甘黃氣化運行皆遲十五日前半年主燥上應太白鎮星金土二星明耀民病中清如腸鳴溏泄之類金尅木木不生火後半年火來復主大熱華實齊化必收晚田上應熒惑星火星也詳見前民病熱如瘡瘍之類其在應物篇名曰委和之紀但陽明司天金又有助亦同審平之化金不妄刑主收令早草木晚榮

今按六氣開後

初氣自大寒後十五日至春分六十日內太陰濕土用事時寒氣肅主大寒雨雪民病脾腎受傷如面目浮腫鼽衄之類風濕為患也

丙運

二氣自春分後十五日至小滿六十日內相火用事主君火客相火二火交熾臣位於君主大熱民病疫厲

三氣自小滿後十五日至大暑六十日內司天燥金用事燥熱交合三氣末燥極而雨木欝又發於此時必大風少雨民多肝病 詳在前

四氣自大暑後十五日至秋分六十日內太陽寒水用事於湿土王時主寒雨降民病心腎之疾 如瘡瘍瘧血之類宜清心滋腎

五氣自秋分後十五日至小雪六十日內厥陰風木用事而得在泉君火之臨故春令反行草乃生榮民氣和金欝發於此時亦多燥

終氣自小雪後十五日至大寒六十日內在泉君火用事主冬燠民病温 火之化也

本年治病宜汗之發之以散燥金收歛之氣清之以安君火之熱餘再按六氣調理

燥淫所勝平以苦溫佐以辛酸以苦下之　熱反勝之治以辛寒佐以苦甘

戊辰陽火寒水司天抑之又遇太徵火齊水化

戊辰戊戌二年同推戊運癸化火故為火運二年乃太徵火為中
太陽寒水司天太陰湿土在泉厥陰風木為天之左間陽明燥
金為天之右間少陰君火為地之右間少陽相火為地之左
間其年歲火太過炎暑流行妝氣不行長氣獨明上應熒惑
星火盛水復主雨水霜雹上應辰星水星也詳在上民病先傷於肺
後傷於心其在應物篇名曰赫曦之紀主炎暑施化物得以
昌甚則水復主雨水霜雹今按六氣開後
初氣自大寒前十五日至春分六十日内上年終氣君火令
又相火用事主氣大温草早荣民病温及瘡瘍火盛使然
二氣自春分前十五日至小滿六十日内燥金用事主大凉
民病氣欝中滿寒在中而陽氣不使行也水欝發此主雹雪
三氣自小滿前十五日至大暑六十日内司天寒水用事主

寒生雨降民病寒反為熱先受寒而後成熱如傷寒之類宜早發散

四氣自大暑前十五日至秋分六十日內厥陰風木用事風湿交爭風化為雨民病大熱火欝又發熱極方雨

宜多經 麦

五氣自秋分前十五日至小雪六十日內君火用事以太陰在泉而君火臨之主萬物長成民氣舒

終氣自小雪前十五日至大寒六十日內在泉湿土用事主陰凝湿行必有雪且多風民之孕育不利

本年治病寒宜温之湿宜燥之味必以苦從火化也餘再按六氣調理

寒淫所勝平以辛熱佐以苦甘以鹹瀉之　熱反勝之治以鹹冷佐以苦辛

己巳己亥二年同推運甲己化土故為土運二年乃少宮土為中
厥陰風木司天少陽相火在泉少陰君火為天之左間太陽
寒水為天之右間太陰湿土為地之右間陽明燥金為地之
左間其年歲土不及而木乘之主多風上應歲星木星也土
弱故秀而不實民病肝強脾弱但己亥二年相火在泉土有
助水之藏氣不用金之收氣不復冬必不寒民亦安康其在
應物篇名曰卑監之紀亦主雨愆期草木榮美秀而不實今

咏忌弱故秀而不實

按六氣開後

初氣自大寒後十五日至春分六十日內陽明燥金用事主
寒氣肅殺民病寒於右下金主傷肝也

二氣自春分後十五日至小滿六十日內太陽寒水用事主
寒不去華雪水冰寒雨數至民病熱中客寒外加熱蓄於內也

三氣自小滿後十五日至大暑六十日内司天風木用事主
多風民病掉眩 風勝使然

四氣自大暑後十五日至秋分六十日内君火之客加太陰
之主主濕暑濕熱民病黄癉 濕熱使然 土鬱又發於此時
必大雷雨

五氣自秋分後十五日至小雪六十日内客以濕土主以燥
金燥濕更勝主沉陰布而風雨行但金鬱發於此時金主
燥必雨少

終氣自小雪後十五日至大寒六十日内在泉畏火用事主
陽氣化水不氷人迺舒或病温厲 時寒氣熱使然

本年治病宜辛從金化以調上之風木鹹從水化以調下之
畏火餘再按六氣調理 風淫所勝平以辛涼佐以苦甘以甘緩之以酸瀉之 清反勝之治以酸温佐以甘苦

同天符

庚午庚子二年同推　金運中為太商金運

少陰君火司天陽明燥金在泉太陰溼土為天之左間厥陰風木為天之右間少陽相火為地之右間太陽寒水為地之左間其年歲金太過燥氣流行肝木受邪上應太白星金星也氣化運行皆早十五日其在應物篇名曰堅成之紀主収氣早布土之化氣不得終其令但子午年金氣太過淂火制之金不妄刑亦同審平之化六氣詳在甲子二年今撮其要於後

初氣寒水用事寒溼相兼主有雨水

二氣風木加君火風能勝溼必少雨

三氣君相二火交熾雨又無常恐麦黄瘅

四氣客主皆溼土必多雨可望秋成但宜早田

五氣畏火臨之主秋煖雨少風多

終氣在泉燥金用事必無雨雪

本年治法同上甲子二年

同歳会

辛丑辛未二年同推水運中少羽水運

太陰湿土司天太陽寒水在泉少陽相火為天之左間少陰君火為天之右間陽明燥金為地之右間厥陰風木為地之左間其年歳水不及而土乗之湿乃大行長氣反用其化廼速暑雨数至上應鎮星也土星湿土司天寒水在泉主大寒挙而陽光不治民病湿勝傷腎水衰土亢木来復之必大風其在應物篇名曰涸流之紀水泉減也又當丑未年司天遇土而得土助亦同倫化之氣草木條茂榮秀満盛六氣詳在乙丑二年但乙為木運此為水運必寒多而長氣不及上二年

土勝湿行必不旱

春雨多必牧麦

初氣客主皆厥陰風木主氣盡方雨

二氣客主皆君火用事湿熱相搏雨時降

三氣湿土用事主多雨

四氣客相火主溫土主多陰少雨
五氣燥金用事主多雨少
終氣客主皆寒水主大寒霜雪
本年治病與乙年同但此年與在泉同寒當多用熱品

同天符

壬申壬寅二年同推 木運中太角木運

火陽相火司天厥陰風木在泉陽明燥金為天之左間太陰

濕土為天之右間太陽寒水為地之右間少陰君火為地之

左間其年歲木太過風氣流行脾土受傷上應歲星也木星金

來復之上應太白星也金星民先傷脾後傷肝其在應物篇名

曰發生之紀陽和布化榮萬物以又當寅申時司天見相火

木氣上行生火子居母上是為氣逆民病吐利六氣詳丙寅

年但丙為水運此為木運氣不寒而長令行今撮其要于後

初氣君火兼相火主春溫

二氣濕土鬱君火主濕氣雨零

三氣客主皆相火主太熱雨落有涯

四氣燥金加濕土土鬱又發主大雨

三四氣占雨

壬秋成

五氣寒水加燥金主寒而火雨

終氣風木用事主多風

本年主治病同丙寅二年但與在泉同風化當多用寒化之品以治之

風淫于內治以辛凉佐以苦以甘緩之以辛散之　清反勝之治以酸溫佐以苦甘以辛平之

同歲會

火氣盛不大發生

秋宜糙田晚收

癸酉癸卯二年同推 火運中少徵火運

陽明燥金司天少陰君火在泉太陽寒水為天之左間少陽相火為天之右間厥陰風木為地之右間太陰溼土為地之左間其年歲火不及而水乘之寒乃大行物不榮美上應辰星水也民病心氣傷火衰水亢土來復之土之應溼上應鎮星土也其在應物篇名曰伏明之紀主生氣雖晚化氣速成此二年火不及金無所畏又得司天之助久同審平之化土復青于南方暴雨霖霪六氣詳于丁卯二年但丁為木不及而金乘此為火不及而水乘雨水較前多也今撮其要于後

初氣溼土用事主有雨

二氣主君火客相火主大熱

三氣燥金用事燥熱交合又遇木發又多風雨遲

四氣寒水臨湿土火多雨

五氣風木用事而得在泉君火主秋煖

終氣君火在泉主冬煖

本年木火同帰熱化当多用燥金清粛之化以治之

热淫於内治以鹹寒佐以甘苦以酸収之以苦發之　寒反勝之治以甘热佐以苦辛以鹹平之

歲會又同天符
一年多雨夏秋皆有望
且收高田

甲戌甲辰二年同推土運中太宮土運

太陽寒水司天太陰湿土在泉厥陰風木為天之左間陽明燥金為天之右間少陰君火為地之右間少陽相火為地之左間其年歲土太過雨湿流行上應鎮星也土星水來復必風雨大至民病先傷于腎後傷于脾其在應物篇名曰敦阜之紀亦主大雨時行物化充成更見于山川土厚之處六氣詳于戊辰二年但戊為火運此為土運湿氣更勝于前二年也今撮其要于後

初氣相火臨君火主春温

二氣金臨寒水亦有雨或雹

三氣寒水用事主寒生雨降

四氣風木用事風湿交争主有雨必風

宜多種麥

五氣太陰在泉君火臨之主萬物成收

終氣濕土用事主陰凝濕行必有雪

本年治病宜同戊辰年但此年運同寒濕當多用燥熱之

品之以化之

濕淫於內治以苦熱佐以酸淡以苦燥之以淡泄之

熱反勝之治以苦冷佐以鹹甘以苦平之

火蒸金化

乙亥乙巳二年同推金運中少商金運

厥陰風木司天少陽相火在泉少陰君火為天之左間太陽寒水為天之右間太陰湿土為地之右間陽明燥金為地之左間其年歳金不及而火乗之主炎火大行庶物蕃茂上應熒惑星也火星

歳煖禾茂

金衰火亢水来復之故寒雨暴至継以氷雹霜雪民病先傷于肺後傷于心其在應物篇名曰從革之紀主收氣後而生氣揚庶物以蓄水来復火氷雪霜雹青見西方

六氣詳于已巳年但已為土不及而木乗此為金不及而火乗長氣盛于前二年也今撮其要于後

初氣燥金用事主寒肅

二氣寒水用事主寒不去寒雨数至

三氣風木用事主多風

四氣君火加濕土土鬱又發主溽暑大雷雨

五氣濕土臨燥金主沉陰少雨

終氣在泉相火主冬溫

本年治病同己巳二年

火淫於內治以鹹冷佐以苦辛以酸收之以苦發之

寒反勝之治以甘熱佐以辛苦

以鹹平之

丙子丙午二年同推 水運中太羽水運

歲會年 少陰君火司天陽明燥金在泉太陰濕土為天之左間厥陰
風木為天之右間少陽相火為地之右間太陽寒水為地之
左間其年歲水太過寒氣流行邪害心火上應辰星水也星土
來復之濕與水並主大雨上應鎮星土也星民病先傷於心後
傷於腎其在應物篇名曰流衍之紀藏政布而長令不揚六

田苗不大茂盛

氣詳甲子二年甲為土運此為水運寒氣勝於前也今撮其
要於後

初氣寒水用事寒濕相兼必有雨雪
二氣風木用事風勝濕必少雨
三氣君火加相火必大熱但水運火減
四氣濕土用事主溽暑大雨時行

五氣畏火臨之主秋燥少雨

終氣在泉燥金主燥

本年治病同甲子年但此與在泉同寒當以温熱之品治之

燥淫于內治以甘辛以苦下之　熱反勝之治以辛寒佐以苦甘以酸平之以和爲利

丁丑丁未二年同推 木運中少角木運

金兼木化 太陰湿土司天太陽寒水在泉少陽相火為天之左間少陰君火為天之右間陽明燥金為地之右間厥陰風木為地之左間其年歲木不及而金乘之故燥氣大行生氣失應艸木晩栄上應太白星金也星火来復之主炎暑流火上應熒惑星

主収晩田 民病先傷於肝後傷於肺其在應物篇名曰委和之紀主収令早涼雨時降風雲並興艸木晩栄飛虫生但丑未木不及土浮自専又有司天之助亦同倫化之政ゝ氣洋於乙丑年今撮其要於後

初氣風木用事風勝湿雨必後時

二氣君火用事湿蒸相搏雨廼時降

三氣司天湿土用事主有雨

四氣相火臨濕土火鬱乃發主熱極方雨

五氣燥金主燥少雨惟霜早降

終氣寒水在泉主大寒陰凝

本年治病同乙丑年

寒淫于內治以甘熱佐以苦辛以醎瀉之以辛潤之以苦堅之　熱反勝之治以醎冷佐以

苦辛以苦平之

戊寅戊申二年同推 火運中太徵火運

天符年

少陽相火司天厥陰風木在泉陽明燥金為天之左間太陰湿土為天之右間太陽寒水為地之右間少陰君火為地之左間其年歲火太過炎暑流行肺金受傷遇寅申則上臨相

大熱雨旱

火為天符年其熱更甚主火灼泉涸物焦民病先傷於肺後傷於心其在應物篇名曰赫曦之紀炎暑施化火盛金衰收氣乃後水來復之主雨水冰雹六氣祥於丙寅年但丙為水運此為火運熱氣更勝於前耳

今撮其要於後

初氣君火兼相火主春温

二氣温土用事君火反鬱主温勝雨零

三氣客主皆相火主大熱雨落有渥

四氣燥金加湿土土鬱發方大雷大雨

五氣寒水加燥金金鬱又發主燥

終氣在泉風木主燥

本年治病同丙寅二年

己卯己酉二年同推土運中　少宮土運

木兼土化　陽明燥金司天少陰君火在泉太陽寒水為天之左間少陽相火為天之右間厥陰風木為地之右間太陰湿土為地之左間其年歲土不及而木乗之風乃大行主艸木雖茂盛却

又旱又雨　秀而不實上應歲星木星也土衰木亢金來復之故収氣峻而名木凋也亦主雨食甘黄上應太白星金星也民病先傷於脾後傷於肝其在應物篇名曰卑監之紀主雨愆期秀而不實六氣詳丁卯年但丁為木不及而金乘此為土不及而木乗風更多而雨少也

今撮其要於後

初氣湿土用事主太寒雨雪

二氣主君火客相火主大熱

三氣司天燥金木鬱又發必多風火雨
四氣寒水臨溼土主寒雨降
五氣風木用事復得在泉君火之臨主春令反行草乃生榮
終氣君火在泉主冬煖
本年治病同丁卯年

庚辰庚戌二年同推 金運中太商金運

金齊火化

太陽寒水司天太陰湿土在泉厥陰風木為天之左間陽明燥金為天之右間少陰君火為地之右間少陽相火為地之左間其年歲金太過燥氣流行肝木受邪上應太白星金星也収氣峻而生氣衰火來復之上應熒惑星火星也民病先傷於肝後傷於肺其在應物篇名曰堅成之紀主収氣早布化令不終六氣祥戌辰年但戊為火勝水複此為金勝火復

種禾宜糙

今撮其要於後

初氣相火用事主春温

二氣燥金用事天涼無雨

三氣司天寒水主寒生雨降

四氣風木用事風湿交争風化為雨

五氣君火臨太陰主萬物長成
終氣湿土在泉主陰凝湿行必有雪
本年治病同戊辰年但運同寒湿當用燥熱所化之物治
之

辛巳辛亥二年同推　水運中少角水運

土兼水化辛亥水不及涸亥為平氣田禾主収

厥陰風木司天少陽相火在泉少陰君火為天之左間太陽寒水為天之右間太陰濕土為地之右間陽明燥金為地之左間其年歲水不及而土乘之濕乃大行邪傷腎水暑雨数至上應鎮星土星也其在應物篇名曰涸流之紀陽反用事艸木條茂榮秀湍盛驟雨暴風青見北方六氣祥巳巳年但巳為金不及而火乘此為水不及而土乘濕氣更勝也

今撮其要於後

初氣燥金用事主寒肅

二氣寒水用事主寒雨数至

三氣風木用事主多風

四氣君火加太陰主溽暑濕熱

五氣客湿土主燥金主沉陰布而風雨行金鬰又發必雨水

終氣畏火在泉主冬煖

本年治病同己巳年

木齊金化

壬午壬子二年同推木運中太角木運

少陰君火司天陽明燥金在泉太陰濕土為天之左間厥陰風木為天之右間少陽相火為地之右間太陽寒水為地之左間其年歲木太過風氣流行脾土受傷上應歲星木星也金来乘之甚則名木摇落上應太白星金星也民先傷於脾後傷於肝其在應物篇名曰發生之紀主陽氣進而陰氣退草木凋零六氣詳庚午年但庚雖金太過而得火制此為木太過而無金制風氣更勝也今撮其要於後

初氣寒水用事寒濕相蒸主有雨雪

二氣風木加君火主多風少雨

三氣君相二火交熾主大熱少雨

四氣客主皆濕土必多雨但宜早田

五氣畏火臨之主秋煖雨少風多
終氣在泉燥金必無雨雪
本年治病同庚午年但與司天同熱當以寒清之品治之

得政又水並火化

田苗不長又早收宜糙

一春雨不狀宜麦

癸未癸丑二年同推 火運中少徵火運

太陰湿土司天太陽寒水在泉少陽相火為天之左間少陰君火為天之右間陽明燥金為地之右間厥陰風木為地之左間其年歳火不及而水乘之寒乃大行上應辰星水星也火衰水亢土來復之土之化湿大雨乃至民病先傷于心後傷於腎其在應物篇名曰伏明之紀寒清数舉暑氣迺薄長氣不宣遇化巳老六氣詳辛未年但辛為水不及而土乘此為火不及而水乘寒氣更勝也今撮其要於後

初氣客主皆風木主多風

二氣客主皆君火湿熱相薄雨時降

三氣湿土用事主雨

四氣客相火主湿土主多陰雨少

五氣燥金用事主雨少
終氣寒水在泉主大寒霜雪
本年治病同辛丑年

土齊木化
雨多少收成

甲申甲寅二年同推土運中太宮土運
少陽相火司天厥陰風木在泉陽明燥金為天之左間太陰
湿土為天之右間太陽寒水為地之右間少陰君火為地之
左間其年歲土太過雨湿流行腎水受邪上應鎮星土不務
德湿乃大行風木承之主雨水大至上應歲星民病先傷于
腎後傷於肝其在應物篇名曰敦阜之紀主大雨時行化圓
氣豐六氣詳壬申年但壬為木太過而金乘此為土太過而
木乘風湿更勝也今撮其要于後
初氣相火兼君火主春温
二氣湿土欝君火主湿氣雨零
三氣客主皆相火主大熱雨落有涯
四氣燥金加湿土土欝又發主大雨

乾隆五十九年甲寅大水

五氣寒水加燥金主寒而雨少
終氣風木用事主多風
本年治病同壬申年

天符年
乙酉又為
太乙天符

乙酉乙卯二年同推金運中少商金運
陽明燥金司天少陰君火在泉太陽寒水為天之左間少陽
相火為天之右間厥陰風木為地之右間太陰溼土為地之
左間其年歲金不及而火乘之炎乃大行上應熒惑星金衰
火亢水來復之故寒雨暴至繼以冰雹霜雪民病先傷于肺
後傷于心其在應物篇名曰從革之紀主生氣揚而收氣後
庶類以蕃金雖不及而遇司天之助亦同審平之氣六氣詳
癸酉年但癸為火不及而水乘此為金不及而火乘炎氣更
勝也今撮其要于後
初氣溼土用事主有雨
二氣主君火客相火主熱
三氣燥金司天燥熱交合又遇木發主多風雨遲

四氣寒水臨溼土必多雨

五氣風木用事而得在泉君火主秋燥

本年治病同癸酉年

終氣君火在泉主冬燥

天符年

雨水多但恐冰霜

丙戌丙辰二年同推 水運中太羽水運

太陽寒水司天太陰溼土在泉厥陰風木為天之左間陽明
燥金為天之右間少陰君火為地之右間少陽相火為地之
左間其年歲水太過寒氣流行上應辰星此年以水運而遇
寒水司天是為天符其寒尤甚主雨冰雪霜不時降民病先
傷于心後傷于腎其在應物篇名曰流衍之紀水氣有餘火
受其害土之化氣起而復之故昏埃大雨六氣詳甲戌年但
甲為土太過而水復此為水太過而土復溼氣更勝也今撮
其要于後

初氣相火臨君火主春溫

二氣金臨寒水亦有雨或雹

三氣寒水用事主寒生雨降

四氣風木用事風湿交爭有風必雨

五氣太陰在泉君火臨之主萬物成收

終氣湿土用事主陰凝湿行必有雪

同年治病同甲戌年但運同寒湿當用燥熱所化之品治之

天符年

丁亥丁巳二年同推木運中少角木運
厥陰風木司天少陽相火在泉少陰君火為天之左間太陽
寒水為天之右間太陰湿土為地之右間陽明燥金為地之
左間其年歳木不及而金乘之燥乃大行上應太白星木衰
金亢火来復之故炎暑流火草木焦槁華實晩榮民病先傷
于肝後傷于肺其在應物篇名曰委和之紀主長氣平而収
氣早草木晩榮土無制而飛虫生六氣詳乙亥年但乙為金
不及而火乘此為木不及而金乘燥氣更勝令抑其伏要之
後

初氣燥金用事主寒粛
二氣寒水用事主寒不去寒雨数至
三氣司天風木主大風

四氣君火加湿土土欝又發主溽暑大雷雨
五氣湿土臨燥金主沉陰少雨
終氣相火在泉主冬煖
本年治病同已巳己亥年

天符年戊
午又為太乙
天符

戊子戊午二年同推火運中太徵火運
少陰君火司天陽明燥金在泉太陰濕土為天之左間厥陰
風木為天之右間少陽相火為地之右間太陽寒水為地之
左間其年歲火太過炎暑流行上應熒惑星以君火運而遇
司天君火是為天符其熱更甚火不務德水來復之主雨水
霜雹民病先傷于肺後傷于心其在應物篇曰赫曦之紀炎
暑施火物得以昌六氣詳丙子年但丙為水太過而土復此
為火大過而水復熱極必寒疑也今撮其要于後
初氣寒水用事主寒雪
二氣風木用事多風少雨
三氣君火加相火必大熱
四氣濕土用事主溽暑大雨時行

乾隆三十三年戊子大水

五氣畏火臨之主秋暖
終氣在泉燥金主燥
本年治病同甲子但与司天同熱當以寒清所化之品治
之

歳会二年
又為太乙
天符

己丑己未二年同推土運中少宮土運
太陰濕土司天太陽寒水在泉少陽相火為天之左間少陰
君火為天之右間陽明燥金為地之右間厥陰風木為地之
左間其年歳土不及而木乘之風乃大行艸木茂榮秀而不
實上應歳星土衰木亢金来復之亦主收氣峻秀而不實虫
食甘黄民病先傷于脾後傷于腎肝其在應物篇名曰卑監
之紀主雨愆期但此年土不及有司天之助亦同備化之氣
六氣詳乙丑年但乙為金不及而火乘此為土不及而木乘
風氣更盛也今撮其要
初氣風木用事風勝濕而又後時
二氣君火用事濕蒸相搏主有雨
三氣司天濕土亦有雨

四氣相火臨濕土火欝又發主熱極方雨
五氣燥金主燥少雨惟蚤霜
終氣寒水在泉主大寒隂凝
本年治病同乙丑但与司天同濕當用燥化之品治之

不相得

庚寅庚申二年同推 金運中太角金運

少陽相火司天厥陰風木在泉陽明燥金為天之左間太陰濕土為天之右間太陽寒水為地之右間少陰君火為地之左間其年歲金太過燥氣流行上應太白星主收氣峻火來復之必暴熱草木蒼乾但此年金氣雖過得司天相火制之亦同審平之化其在應物篇名曰堅成之紀燥行其令亦主收氣早而化氣不終六氣詳丙寅年但丙為水太過此為金太過燥熱更甚也今撮其要 此年民病先傷肝後傷肺

初氣君火兼相火 主春溫

二氣濕土用事君火及鬱 主濕勝雨零

三氣客主皆相火 主大熱雨落有涯

四氣燥金加濕土土鬱發方大雷大雨

五氣寒水加燥金金欝又發主燥

終氣在泉風木主風

本年治病同丙寅但与司天同热當用寒化之品治之

司天生中運為相得

雨多水收

辛卯辛酉二年同推 水運中少羽水運

陽明燥金司天少陰君火在泉太陽寒水為天之左間少陽相火為天之右間厥陰風木為地之右間太陰濕土為地之左間其年歲水不及而土乘之濕乃大行水衰則火土同化故長氣反用其化乃速上應鎮星民病腎陰衰其在應物篇名曰涸流之紀主土潤水泉減草艸條茂榮秀滿盛六氣詳

丁卯年但丁為木不及而金乘之此為水不及而土乘濕氣較盛也今撮其要於後

初氣濕土用事主大寒有雪

二氣主君火客相火主熱

三氣司天燥金木鬱又發必多風少雨

燥化不及溼反勝之大雨為災

乾隆三十六年辛卯 嘉慶六年辛
俱大水

四氣寒水臨濕土主寒雨降

五氣風木臨君火主春令反行草乃生榮

終氣在泉君火主冬煖

本年治病同丁卯但与司天同寒化當用温熱之品治之

水木相隨
而相得

壬辰壬戌二年同推木運中太角木運
太陽寒水司天太陰濕土在泉厥陰風木為天之左間陽明
燥金為天之右間少陰君火為地之右間少陽相火為地之
左間其年歲木太過風氣流行上應歲星木勝不已金来乘
之故草木搖落上應太白星民病先傷于脾後傷于肝其在
應物篇名曰發生之紀主陽氣進而陰氣退秋氣勁切六氣
詳戊辰年但戊為火大過此為木太過風氣更勝也今撮其
要于後
初氣相火用事主春温
二氣燥金用事主天凉無雨
三氣司天寒水主寒生雨降
四氣風木用事風濕交爭風化為雨

五氣君火臨太陰主萬物長成

終氣濕土在泉主陰凝濕行必有雪

本年治病同戊辰年但運同寒濕當用燥熱所化之品治之

同歳会癸
巳火不及巳
位助之

癸亥年果
雨少旋收
冬甚寒冷

癸巳癸亥二年同推火運中少徵火運

厥陰風木司天少陽相火在泉少陰君火爲天之左間太陽寒水爲天之右間太陰濕土爲地之右間陽明燥金爲地之左間其年歲火不及而水乘之寒乃大行陽氣不化迺折榮美上應辰星火衰水亢土來復之主埃鬱大雨上應鎮星民病先傷于心後傷于脾其在應物篇名曰伏明之紀亦主長氣不宣寒清數舉生而不長遇化已老六氣詳已已年但已爲土不及而木乘之此爲火不及而水乘寒氣更甚亿今撮其要

初氣燥金用事主寒肅

二氣寒水用事主寒雨數至

三氣風木用事主多風

四氣君火加太陰主溽暑濕熱
五氣客濕土主燥金主沉陰金欝又發必雨少
終氣畏火在泉主冬煖
本年治病同己巳年

二月十六日閱第二卷畢于東
垣守拙居士識於懸肥室

脉理闡微小引卷三

脉理精微古人嘔心久矣二十四種出
自脉經然或遺長短或增長短而遺
数散盧心劉立之又因眉目浩繁後
學莫辨統以浮沉遲數四脉之中
然他脉可統而長短微緩將何所統乎
五代高陽生又假叔和之名立七表八
裏九道紛紛議論愈多愈晦總不
若二十七脉爲詳且備也因注于後
以便觀覽爲第三卷

康熙二十二年季冬潛菴老人書

此卷脈理分別甚為詳明四診之法與

南北政之不應可謂盡其變矣後補

錄所列四言脈訣更為簡該便于

記誦須泰觀之

四月廿三日守拙居士文識

脉理闡微

石邑澹菴主人彙輯

予嘗讀素問言凡治病察其形氣色澤觀人勇怯骨肉皮膚能知其情以為診法若患人脉病不相應既不得見其形醫止據脉供藥其可得乎今之醫者雖有望聞問切四診之法然所謂望聞者已難施之富家大族眷屬矣惟恃此指下分明切取病証而世醫又復含糊支應無所剖别以之療病不亦難哉

四時正脉

春弦夏洪秋毛冬石四季脉遲緩

註曰春三月六部宜帶弦夏三月宜帶洪秋三月宜帶浮冬三月宜帶沉四季月宜帶和緩此四時應有之脉也診者必預知之

平人正脉

心脉浮大而散（軽取即見曰浮又少加〻脉道粗曰大再少加力脉道濶散曰散）肺脉浮濇而短（亦如上三次候之）肝脉弦而長（如上式次候之）脾脉緩而大（二次候之）腎脉沉而軟滑（腎脉宜沉取又軟滑）

註曰得五臓脉六腑亦在其中此平人無病之脉也知無病脉然後可察病脉診者臨時詳之

察有神無神

如六数七極熱也脉中（中乃浮中沉之中）有力（言有胃氣）謂之有神宜洩其熱如三遅二敗寒也脉中有力（同上）謂之有神宜去其寒若数極遅敗中不復有力謂之無神人無所依而乃洩之去之何益

浮（主表病為陽　三秋為宜久病可驚）

[illegible]如木在水中浮浮夲乃是乳拍〻而浮是泛〻[illegible]来時瀰盛去悠〻

軽擧有餘按之不足滿指浮上如捻葱葉之状曰浮其候為風

浮脉輕平似捻葱虗來遲大豁然空浮柔細方為濡散似楊花無定蹤

為虗

浮而有力為風宜汗

浮而無力為虗宜補　浮而遲（一息三至寒也）為中風　浮而數（一息六至熱也）為風熱

浮而緊（勁急寒也）為風寒　浮而緩（小駃于遲風邪也）為風濕　浮而虗（遲大而軟氣血虗也）為中暑　浮而芤（浮大而軟）

為失血（脫血也）　浮而洪（實而無力熱也）為虗熱　浮而散（渙散不收氣血太虗危也）為勞極

主病詩曰寸浮頭痛眩生風或有風痰聚有胷關上土衰

、兼木旺尺中溲便不流通

沉幫筋骨自調勻伏則推筋着骨尋沉細如綿真弱脉長寔大是牢形

沉　主裏病為陰　按至筋見曰沉按至骨見曰伏

輕取不見重按乃得如石投水之狀曰沉其候為實（沉而有力為寔或宿食痰飲也）

為虗（沉而無力虗乃氣少也）為寒（沉而遲為寒）為濕（沉而滑為濕痰也）又有沉而

數為內熱　沉而弦為心腹冷痛

主病詩曰寸沉痰鬱水停胷關主中寒痛不通尺部濁遺並

瀉痢腎腰虗及下元同

遲　為陰　陽不勝陰氣血寒也

脈来三至號為遲小駃
遲作緩持遲細而
知是濇浮而遲大
虛推

一息三至来往極慢曰遲其候為寒 遲而有力則痛 遲而無力則冷 為不足 氣不足也
寸遲則上焦寒 關遲則胃腹寒痛 尺遲則腎虛腰脚重
溲便不禁疝痛 黎氏曰遲小而寔浮緩大而慢遲為陰盛陽衰緩為衛盛營弱
主病詩曰寸遲必是上焦寒關主中寒痛不堪尺是腎虛腰
脚重溲便不禁疝牽丸
數 為陽 乃陰不勝陽熱也要在君相二火處治之
一息六至曰數其候為熱 浮數表有熱之汗 沉數裏有熱之清 有力
為寔熱 凉之 瀉之 無力為虛熱 溫之 補之
主病詩曰寸數咽喉口舌瘡吐血嗽欬肺生瘍當關胃火並
肝火尺數滋陰降火湯
滑 陽中陰 乃氣少血凝不能運化故滑

滑脈如珠替替然往来
流利却還前莫將滑
數為同類數脈惟看

往来流利如珠走盤中之狀曰滑其候為痰為熱 浮滑為風

主数閉

痰　沉滑為食痰　滑而數為熱痰　滑而短為宿食

主病詩曰寸滑嘔吐膈生痰吞酸舌強咳嗽添當関宿食

肝脾熱々尺作渴痢癩淋看

濇　陰氣多血少曰濇　遅細短散時一止曰濇　浮而柔細曰濡　極細而耎重按若絶曰微　沉而柔細曰弱

遲細短散往来不利如軽刀刮竹之状曰濇其候為少血為傷

精為無汗女人經閉胎氣不安

主病詩曰寸濇心虚痛對胸胃虚脇脹查関中尺為精血俱

傷候腸結溲淋或便紅

虚　為陰　氣血俱虚也

遅大而軟曰虚其候為陰虚發熱為小兒驚風如身熱有汗乃

傷暑也　浮大遲而無力曰虚　浮大中空曰芤

主病詩曰脉虚身熱為傷暑自汗怔忡驚悸多發熱陰虚須

早治養榮益氣莫蹉跎

實　為陽　浮沉有力曰寔　絃急彈人曰緊　沉而實大微弦而長曰牢

浮沉皆浮脉大而長曰實其候為三焦熱蘊氣滿宜大下之

主病詩曰實脉為陽火鬱成發狂譫語氣填胸内須通腸外

表汗散盡陽毒痛始通

長　為陽　心脉長神強氣壯腎脉長蒂固根深皆平脉也但不可太過〻〻則氣血皆為有餘

不大不小而過本位如循長竿之状曰長其候為陽毒内蘊壯

熱三焦煩鬱　寔牢弦緊皆兼長

主病詩曰長脉迢〻大小匀反常為病如牵輪若非陽毒癲

癇疾即是陽明胃熱真

短　為陰　乃氣不足之故　濇微動結皆兼短

不及本位兩頭縮〻曰短其候為氣不足多於寸尺見之若關

中見短則上下不通陰陽絶矣

主病詩曰短脉惟於寸尺臻短而滑數酒傷神浮為血濇沉為痞寸頭尺腹痛頻々

洪　為陽　氣盛血虚之故

洪而有力為實　實而無力為洪

舉按實大來盛去衰曰洪乃氣血燔灼內外大熱之候

主病詩曰脉洪氣盛血應虚相火炎々熱病居脹滿胃翻或失血陰虚瀉痢病难除

微　為陰　氣衰之故血亦不足

微脉輕微瞥々乎　按之欲絶有如無　微為陽弱細陰弱　細比于微畧較粗

輕診即見重按欲絶若有若無曰微如寸微必惡寒氣促尺微必血虚發熱

寸為陽々虚即惡寒尺為陰々虚必發熱

主病詩曰氣血微兮脉亦微惡寒發熱汗淋漓男為勞極諸虚候女作崩中帶下醫

空旁寔乃為芤浮
、而遲虛脉浮芤更

緊為陽 乃寒束住熱之故 緊乃鬆緊之緊非緊慢之緊也

有力不緩其來勁急如牽繩轉索之狀曰緊其候為痛為寒在表宜發越在裏宜温散 左寸人迎緊盛傷於寒右寸氣口緊盛傷於食

主病詩曰寸緊人迎氣口分當關心腹痛沉沉尺中有緊為陰冷定是豚奔與疝疼

緩為陰 氣血向衰之故經又曰血衰氣盛氣乃風邪之氣非正氣也

往来紆緩小駛於遲如絲在經不捲其軸之狀曰緩其候為風 正氣不足邪氣乘之 為虛為弱在上主項強在中主風眩在下主痿痺也

主病詩曰寸緩風邪項背拘關為風眩胃家虛神門濡瀉或風秘或主痿痺足力迂

芤為陽中陰 氣有餘血不足之故榮行脉中脉以血為形芤脉中空乃脫血之象也

浮大而軟中空旁實曰芤其候為失血或中有瘀血也

位名曰革血亡芤革主病詩曰寸芤積血在於胷關内逢芤腸胃癰尺部見之多

盡〻

下血赤淋紅痢漏崩中

陽中陰 氣血收斂陽中伏陰之故兼寒熱二者

弦

來端直似弦位緊

侵左右彈緊

其方位言系牢

弦長沉伏間

端直以長如按弓弦之狀曰弦其候為痛為瘧為拘急帶數主

熱帶遲主寒宜詳辨也

主病詩曰寸弦頭痛膈多痰寒熱癥瘕查左關右關胃寒心

腹痛尺中陰疝脚拘攣

革 陰 氣血虛寒之故 與牢相類但革浮牢沉革虛牢實

弦芤相合浮取如按鼓皮之狀曰革其候主女人半産崩漏男

子亡精失血及痞滿也 陰陽不交故痞

主病詩曰革脉形如按鼓皮芤弦相合脉寒虛女人半産並

崩漏男子營虛或夢遺

弦長實大脈牢堅
牢位常居沉伏間
革脈芤弦自浮起
革虛牢實要詳看

牢 陰中陽

主失血 恒失血脈宜沉細反浮大而牢者死 虛病見實脈也

沉而取之弦長實大動而不移曰牢其候為陰虛失血勞病危殆之兆

主病詩曰寒則牢堅裏有餘腹心寒痛木乘脾疝㿗癥瘕何愁也失血陰虛却畏之 恒見失血將危必腹痛殘泄皆木乘脾之故

濡 為陰

主血虛之故久病及產後猶可平人則無根

浮細如綿在水中輕手乍来重手却去曰濡其候為陰虛亡血在寸多自汗在關為氣虛在尺主傷精血宜温補真陰為主

主病詩曰寸濡陽微自汗多關中其奈氣血何尺傷精神虛寒甚温補真陰可起痾

浮細如綿曰濡 沉細如綿曰弱 浮而極細如絶曰微 沉而極細不斷曰細

弱 陰

元氣虛耗之故

沉細而軟按之即得舉手即無曰弱其候為痼冷為虛汗為泄

精宜益氣养榮

主病詩曰寸弱陽虛病可知關為胃弱與脾虛尺乃陽陷陰
虛病惡寒發熱定可推

散為陰　氣血俱虛根本脫離危亡之兆

渙散不收如楊花散漫之狀曰散惟產婦見之將生孕婦見之
將墜餘皆不治也

主病詩曰散似楊花散漫飛去来無定至難齊產為生兆胎
為墜久病逢之不必醫

細為陰　血冷氣虛不足以充

沉而微渺如線曰細其候為乏力為冷瘦或濕或痛

主病詩曰寸細應知嘔吐頻入關腹脹胃虛真尺逢定是丹
田冷泄痢遺精陰脫人

伏 爲陰 陽衰陰氣太盛之故

按至骨始見曰伏其候爲冷痛爲霍亂爲積聚爲瘕疝爲宿食爲中暑止傷寒脉見伏必將汗也

主病詩曰伏爲霍亂吐頻頻腹痛多縁宿食隣畜飲老痰成積聚散寒陰裏莫逡巡 庚申患霍乱醫見無脉皆不下藥惟栢台用参附等救之始愈

動 陽 陰陽相搏則虚者動故陽虚則陽動主出汗陰虚則陰動主發熱惡寒身冷

數脉見於関上下無頭無尾如豆大動揺曰動其候爲痛爲驚爲崩脱爲瀉痢虚勞見之爲危婦人手少陰心經脉動甚者妊子也 関前三分爲陽関後三分爲陰関位半陰半陽故動随虚者而見

主病詩曰動脉專司痛與驚數脉揺揺見関中陽虚發汗陰虚熱男子亡精女子崩

促 陽 陽盛氣熱又有滯故促

數時一止復來曰促乃陽極亡陰蓋先以氣熱脉數而又或有
氣血飲食痰五者有一留滯于中即有此脉或怒盛亦有之宜
退不宜進也
主病詩曰促脉惟將火盛醫其因有五細推之若逢喘欬為
痰積或發狂斑與瘡癰
結　陰　陰盛血寒又有滯故結
緩時一止復來曰結乃陰盛亡陽氣寒脉緩又有氣血飲食痰
或一留滯于中也
主病詩曰結脉緩而時一止獨陰偏盛欲亡陽浮為氣滯沉
為積汗下分明在主張
代　陰
促結之止無常數或二動三動一止即來代脉之
止有常數又依數而止良久乃來皆氣衰之故腎
氣不足四十動一止肝氣不足三十動一止由相
生推之心則二十動脾則十動皆氣衰他臟來代

數而時止名曰促緩止須將結脉呼止不能回方是代結生代死自殊途

動而中止不能自還因而復動乃一臟已絕他臟代之故曰代因病見之猶可醫平人見之必难治也

主病詩曰動而中止不能還復動因而作代看病者得之猶可療平人却與壽相關

前曰脉而見其病矣今又曰病而考其脉反覆詳慎庶不致差謬

感冒

寸脉必浮大有力主頭痛　若浮緩乃風邪項背拘急　若浮數主表熱　若浮緊為風寒　若左寸人迎緊盛為傷寒俱在寸部取之宜發汗為主　若中風脉必浮而遲此陰虛症也不在此例

內傷

若傷食右寸氣口脉必緊盛　若宿食右關脉必沉而有力或滑乃痰飲　若嘔吐乃胃氣虛脉必細或多痰熱脉必滑　若腹脹亦胃氣虛脉亦細　若腹痛關脉必緊乃傷生冷也宜分別治之

頭痛

寸脉浮而有力乃傷風也或短或動乃氣虛之故若弦乃膈有痰也多于寸上取之

腹痛

關脉必沉而有力或遲而有力或緊或弦甚則脉伏皆胃氣虛寒之故宜于關尺部取之

眩運　關脉必緩胃虚而兼風也

嘔吐　寸脉必細因胃虚亦有脉滑者乃痰熱也

渴病　尺脉必滑乃痰熱也

嗽　脉必数主熱或滑乃痰熱多于寸口見之若勞嗽乃陰虚肺火使然又不在此例

喘嗽　脉必数而促乃痰積也氣不歸原之喘又責之腎不在此例

胃痛　脉必濇心血虚也亦有脉牢者乃勞極之兆也

腸脹　脉濇主胃血少脉細主胃氣虚或洪則脹(耑)屬火宜詳察之

酒傷　關脉必短而滑数

吞酸　寸脉滑有痰也

顛狂　脉必实必長必洪或促皆三焦温熱胃火盛也宜大下之

痞　脉必短而沉或革氣血虚寒故也

瘧疾　肝脉必弦

驚　脉必動若小兒驚癇脉必虛氣血俱虛也

霍亂　脉浮主陰勝宜散寒溫裏亦有傷暑脉虛而發渴有汗宜
暑益氣為主宜在脉上分别之

中暑　脉必浮而虛身熱有汗清暑必兼益氣也

翻胃　脉必洪血虛相火動也

勞病　勞病多端脉亦不一今詳于後若寸脉數主吐血咳嗽
若尺脉濇主精血俱傷　若尺脉細主遺精陰脫　若脉
濇則傷精血寒虛　若脉虛則陰虛發熱　若微若弱若
動則惡寒發熱兼有汗　若脉革則女人半產崩漏男子
陰虛夢遺　再若脉至于牢或散或浮而散則勞極危殆
不可治之候矣

吐血　寸脉必數必洪若脉芤有積血也

汗　脉必虛必微必濇必弱或動皆氣血虛之故多于寸部見之
惟脉濇則無汗

遺精　尺脉必細必濇必弱或動與革皆下元虛而不固也

崩　尺脉必微必芤或動與革亦陰虛欲脫之故

小產　脉必濇或散與革血虛不能养也

瀉痢 尺脉沉主腎虚寒 尺脉細主丹田冷 尺脉滑主痰
尺脉芤主血痢 若尺脉緩止濡泄也

大便秘 尺脉濇即腸結或便紅 尺脉緩則風秘 尺芤亦便血

小便 尺脉浮則小便不通 尺脉濇則腎虚小便不禁 尺脉滑或芤或濇則赤淋也 若脉遲則濁或不禁

疝 尺脉必沉必遲或緊或弦或芊皆下部虚寒之故

足痿 尺脉必緩風虚也

瘡 脉必数而促

二十七脉辨别至細非粗心人所能領其妙也彼庸醫敢於自試其技何覬人命若艸芥〻〻乙如哉

分別相類脈訣

微與弱何以分
遲與緩何以分
濡與細何以分
虛與散何以分
濇與短何以分
沉與伏何以分
革與牢何以分
芤與動何以分
以上十六脈均屬不足
浮與緊何以分
滑與数何以分

若有若無曰微
沉細而軟曰弱
來去極慢曰遲
小駛于遲曰緩
浮而且細曰濡
微渺如線曰細
遲大而軟曰虛
渙散不收曰散
往来不利曰濇
不及本位曰短
按至筋見曰沉
按至骨見曰伏
浮如鼓皮曰革
沉而不動曰牢
浮大而軟曰芤
陰陽相搏曰動
満指浮上曰浮
勁急有力曰緊
往来流利曰滑
一息六至曰数

氣血虛之故
氣不足之故
氣血寒之故
血不足之故
血不足之故
氣血虛之故
氣血虛之故
氣血虛之故
血不足之故
氣不足之故
氣少寒濕之故
陰盛陽虛之故
血不足之故
血虛寒之故
血不足氣有餘之故
陰陽虛處乃動之故
風邪乘虛之故
寒束住熱之故
氣不勝血之故
陽盛有熱之故

洪與實何以分

弦與長何以分

促與代何以分

實而無力曰洪 洪而有力曰實 氣血燔灼之故 熱蘊氣滿之故

如按弓弦曰弦 陽中伏陰之故

如循長竿曰長 氣血有餘之故

數時一止曰促 氣熱有滯之故

緩時一止曰結 氣寒有滯之故

止而良久復来又有定數曰代 乃一臓已絶他臓代之之故

以上十一脉皆屬有餘惟代脉一臓絶也

註曰二十七脉有以浮沉遲數四字槩之者有以表裏虛實四字槩之者有以浮沉遲數滑濇六字槩之者而皆未見詳盡今欲以氣血寒熱四字槩之或可得其萬一故作浪淘沙以便誦記

浪淘沙

氣不足兮滑弱短三者屬氣不足洪促有餘驗二者屬氣有餘代為一臓絶專指代言虛微動細散氣血兩虛誰照管五者屬氣血皆不足

結革牢濡芤與濇六般血將絕（六者屬血不足）沉遲緊伏寒（四者屬寒）火見實長數（三者屬熱）浮緩兼風（二者風邪）有弦寒熱（弦分寒熱二者）

辨大小腸配於兩寸脉之非

內經左寸為心膻中右寸為肺胸中叔和偽訣乃曰左心小腸右肺大腸是將二腸越中焦而候之於寸醫家非之允當但心與小腸為表裏肺與大腸為表裏人之臟腑上下原自流通豈可拘泥一地嘗見心經熱則小便赤右寸數則大便秘是診法宜從定位而經絡原自流通未可盡為妄謬也

辨胞絡與膻中之非

手厥陰一經從無定論靈蘭秘典篇曰膻中者臣使之官喜樂出焉是有膻中而無包絡靈樞叙經脉又有胞絡而無膻中以致後人或指胞絡為膻中或曰膻中為胞絡之別名皆由未詳

字義膻音誕與羶同列子言嬪御膻惡而不可親蓋以味而言非以形而言也今按心經黃脂裹者為心其脂膜之外有細筋膜如絲與心肺相連者即胞絡也此解包絡二字最確又查靈樞邪客篇曰諸邪之在心者皆在胞絡亦與臣使二字有合膻中不過統名如胸中腹中耳何得遂為胞絡而成一經乎此解似得故書之以待就正

辨三焦配於右尺之非

靈樞經曰上焦出於胃上口并咽以上貫膈而布胷中又曰上焦如霧中焦亦並胃中出上焦之後泌糟粕蒸津液化精微而為血故曰中焦如漚下焦者別廻腸注於膀胱而滲入焉水穀者居于胃中成糟粕下大腸而成下焦故曰下焦如瀆觀此皆形容想像之詞難經言三焦有名無形似為近理陳無擇言三

兩腎乃坎之二陰命门乃坎之一陽命门之火兩腎皆寓所但候之右尺者以右腎氣分火之動时先見于右而醫者以三焦相火屬之右尺不可解

焦形如脂膜真屬不經靈樞經又有厚薄縱横之論亦言其氣非言其形也王叔和偽訣不知何見而配以右尺識為千古之誤

辨右腎為命門之非

兩尺皆腎深為得言難經脉訣乃以左尺候腎右尺候命門醫人遂紛紛辨駁不已殊不思人之一身左屬血血為陰右屬氣氣為陽因而右腎之中相火寓焉命門乃黄庭經上二字古人借以用来何必泥乎

論死脉日期

脉一動一止兩日死兩動一止四日死三動一止六日死四動一止八日死五動一止十日死一動關二日

論死脉年数

脉五十動一止者肺氣絶五年後草枯水寒而死四十動一止者
腎氣絶四年後小麦熟而死三十動一止者肝氣絶三年後立秋節
而死二十動一止者心氣絶二年後清明節而死十動一止者脾氣
絶一年後春草生而死必五十動不止五臟真氣俱全為無病
之脉也十動閏一年

論絶脉

雀啄連来三五啄屋漏半日一點落解索散亂即堨指蝦遊静
中跳一躍彈石硬来即散了魚翔似有忽無着釜沸湧〻如羹
波七脉逢之莫下藥

論懐胎

肝為血兮肺為氣血為榮兮氣為衛血衰氣旺如何妊血旺氣
衰應有体女人肝脉旺肺脉衰将有妊也反之即無

寸微關滑尺帶數流利往来並雀啄小兒之脉已見形數月懐躭猶未覺 論有胎無胎

論男女 論是男是女

左手太陽浮大男右手太陰沉細女諸陽為男諸陰女指下分明長記取 左手太陽在小腸經尺脉右手太陰在肺經寸脉乃肝大肺小為男肺大肝小為女又曰左疾為男右為女此以左右大小論男女也

附色診

面上部位

庭者首面也天庭居于最高應首面之有疾闕上者咽喉也闕上乃眉心之上應咽喉之有疾

闕中者肺也闕中乃兩眉之中色見者其應在肺下極者心也下極乃眉心之下兩目之中相家謂之山根心居肺下故下極應心直下者肝也下極之下為鼻柱相家謂之年壽肝在心之下故直下應肝肝左者膽也膽附于肝之短葉故肝左應脾而在年壽之左右也面王者脾也年壽之下相家謂之準頭亦名土星故屬土應脾方上者胃也準頭兩旁鼻隧為方上相家謂之蘭臺廷尉與胃為表裏故方上應胃

中央者大腸也在面之中故曰中央應大腸兩頰者腎也兩頰在中央之少後兩頰應兩腎

當腎者臍也腎與臍對故當腎之下應臍面王以上兩旁者小腸也鼻準以上兩旁應小腸面王以下人中者膀胱子處也子處即子宮凡人人中平淺而無髭者多主無子婦人亦以人中深長者善產育此以上言五藏六腑之應顴者肩也顴乃骨之本居中部之上故應肩之疾顴後者臂也臂接于肩故顴後以應臂臂下者手也臂下應手目內眥上者膺乳也

目内角為内眥應膺乳膺兩旁高處即乳也挟繩而上者背也頬之偽曰繩應身後之背循牙車

以上者股也牙車即牙床牙車以下主下部故應腰牙車中央者膝也兩牙車之中央應膝膝

以下者脛也脛以下者足也脛次於膝足接于脛以次而下也巨分者股裏也

口旁大紋處為巨分主股之内側巨闕者膝臏也頬下曲骨為巨闕膝臏乃膝蓋骨也此下言肢節之應

醫家所謂望盖原于此

靈樞臟腑肢節應於首面之圖

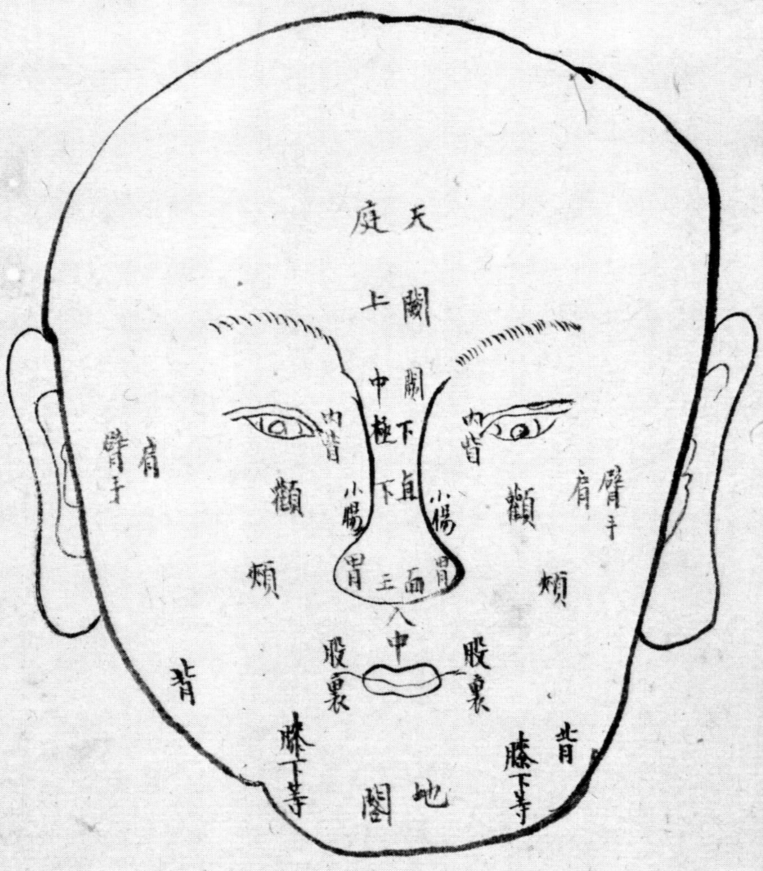

山根為命宮年上管疾厄若二宮紅黃光明者吉青黑昏暗者凶

論面上五色

赤欲如白褁朱不欲如赭白欲如鵞羽不欲如塩青欲如蒼壁之澤不欲如藍黄欲如羅褁雄黄不欲如黄土黒欲如重漆色不欲如地蒼欲不欲揔是喜潤澤不喜枯槁也

論五色之病

黄赤為風青黒為痛白為寒黄為膏潤為濃赤甚者為血痛甚為攣寒甚為皮不仁痛甚即青黒之極寒甚即白極此言五色之見于面或各部位以側其病大氣入于臟腑者大邪之氣如黒色見于下極是水來尅火赤色見于闕中是火來刑金此元氣大虚賊邪已至雖不病必卒然而死矣相生者吉相尅者凶以此相推他即可知赤色出兩顴大如母指者病雖小愈必卒死黒色出天庭大如母指者必不病而死形如母指最凶之兆顴亦肺部火尅之天庭最高黒見是腎氣絶

論色之吉凶

色貴明爽若晦滯者為病甚也色上行者邪氣方升故病進色下行者邪氣已退故病減

論色行上下

五色各見其部察其浮沉以知淺深（色之浮者為淺 色之沉者為深）察其澤夭以觀成敗（潤澤者有成 枯夭者有敗）察其散摶以知遠近（散而不聚者病近 摶而不散者病遠）視色上下以知病處（上下者即前臟腑肢節之見于面上下也）

五色各有臟部言臟而腑在其中矣臟為內腑為外凡病色先起外部而後及内部者其病自表入裡是外為本內為標宜先治其腑後治其臟若先起內部而後及外部者其病自裏出表是陰為本而陽為標宜先治其臟後治其腑若反之者皆為誤治（先後乃緩急輕重之說非必先此後彼也）

論男女異位

男子左爲逆右爲從女子右爲逆左爲從凡色之潤澤枯夭
按左右以决死生謂之良工
論男女面王人中之病
面王上爲小腸下爲人中膀胱子處男子色見面王上爲小
腹痛下爲睪丸痛若人中之色有邊圜而直者主陰莖作痛
在人中上半者爲莖根痛下半者爲莖頭痛皆狐疝𤺋陰之
類也　女子面王下乃人中爲膀胱子處之病色散爲痛無
形之氣滯也色摶爲聚有形之血凝也若色下行即浸淫帶
濁之屬
論目
臟府之精氣皆上朝于目而爲精明若顛倒錯亂則精氣不
能上奉而長生不保矣

論眉間

眉間者肺部也風病在陽皮毛受之故色薄而澤痺病在陰肉骨受之故色冲而濁

論地閣

地閣即巨分巨闕之處病起于下則色先見于地閣乃厥逆寒温之変也

論相生之色

色者青黒赤白黄皆端満有别鄉如赤乃心色見於眉間是本鄉也今見于面王火色見于土位乃相生之鄉也病将不日而愈舉此一色他皆可以類推

論鼻頭氣色

病人有氣色見于面部鼻頭色青腹中痛若冷者死鼻頭色

黴黑有水氣色黃者胃中有寒色白者亡血也　又曰色青
為痛色黑為勞色赤為風色黃者便難色鮮明者留飲也
後幅所載内経診法与叔和脉訣多不相同以愚観之内経為
醫宗之祖其於脉理豈不精微而叔和之論亦自明顯未為乏
診乃後世多宗叔和而不宗内経何也余嘗反覆思之内経之法
不診注之者診也夫上下十二経絡斷無一経不入脉之理其云尺外
以候腎以兩尺皆腎而命门之火膀胱其宅上以第也故悪遺疵則兩尺皆
数所謂尺内以候腹玖指膀胱命门言此下焦之府也左関以外候肝以内候鬲言肝而胆
在其中所謂鬲者鬲之上下中焦之部分也右関外以候胃内以候脾分経不言脐而胃
胃氣乃人之根
本故経独詳
之
列于脾者以中焦胃[redacted]得而统之[redacted]而為生氣之[redacted]絡会必不可缺也右寸外以候肺内以候胸
中言肺而大腸在其中所謂胸中者乃上焦之疆界也右寸以候心内以候膻中言心而小
腸在其中所謂膻中者乃心包絡之部分也蓋相火起于命门而統于包絡歷貫乎三焦
之中而為一身陽氣之宗凡以運動變化者此也夫三焦不一其地故補瀉藥味必分三部而驗
脉者謂于右尺以三焦之靈賓也小靈語代然則分驗于各部之内内経不言三焦以已詳于言三焦
之也

附内經診法部位

下焦

下焦自膈以下至脚跟皆統主而邪热之盛先於膀胱見焉

尺内兩旁即季脇也（季脇即小肋胷所近也）尺外以候腎尺裏以候腹（尺外尺脈前半部也腎附于背〻為陽故外以候腎尺裡尺内後半部也腹指大小腸膀胱命門而言不分左右者以兩尺皆主乎腎也）中附上（上而至關）左外以候肝内以候鬲（左關之前半部候肝左關之後半部候鬲〻指中焦之鬲膜胆亦在其中也）右外以候胃内以候脾（右關與脉訣同候）上附上（又上至寸口）右外以候肺内以候胷中（胷中即鬲膜之上）左外以候心内以候膻中（膻中指兩乳之間謂之氣海即心包所居之分）上竟上者胷喉中事也（出寸口之上主胷喉病言）下竟下者少腹足膝中事也（出尺脈之下主腰以下病言）

左寸為心與小腸關為肝與胆尺為腎與膀胱右寸為肺與大腸關為胃與脾尺為命門三焦此晋王叔和脉訣也後世宗之者固多駁之者亦不少大小腸配寸三焦配尺似謬而内経言胸言膻而遺三焦三焦於何在乎故兩存

又附南北政脉

其說以備參考

診法詳於上矣又有内經南北政之說倘不明晰妄以不應為沉細而補之助之是無病而益之以病也可乎哉因紀其要于後

甲己二年為南政如君象南面行令故曰南政乙丙丁戊庚辛壬癸八年為北政如臣象北面受令故曰北政

南北二政運有不同脉自不應粗工不知而呼寒呼熱妄施治療害斯大矣不可不知

不應者謂少陰所在脉乃沉細不應本脉也如北政之年少陰司天則兩尺不應太陰司天則少陰在右所以右尺不應厥陰司天則少陰在左所以左尺不應南政之年少陰在泉則兩尺

不應太陰在泉則少陰在右所以右尺不應厥陰在泉則少陰在左所以左尺不應也又曰北政之歲三陰在下則寸不應三陰在上則尺不應南政之歲三陰在天則寸不應三陰在泉則尺不應其理微奧世醫罔而不講今繪其圖於後一見可了然也

陰陽交者如其年少陰在左當左脉不應而反見於右陽脉本在右而反移于左故曰陰陽交交者死

尺寸反者如其年少陰在尺當尺脉不應而反見于寸陽脉本在寸而反移于尺故曰尺寸反反者死

二者必陰陽俱交始為交尺寸俱反始為反若但本位當應而不應者乃陰氣之不應止疾而已不在二者之例不可妄斷

後繪南北二政脈不應圖

甲己年為南政

南政六圖

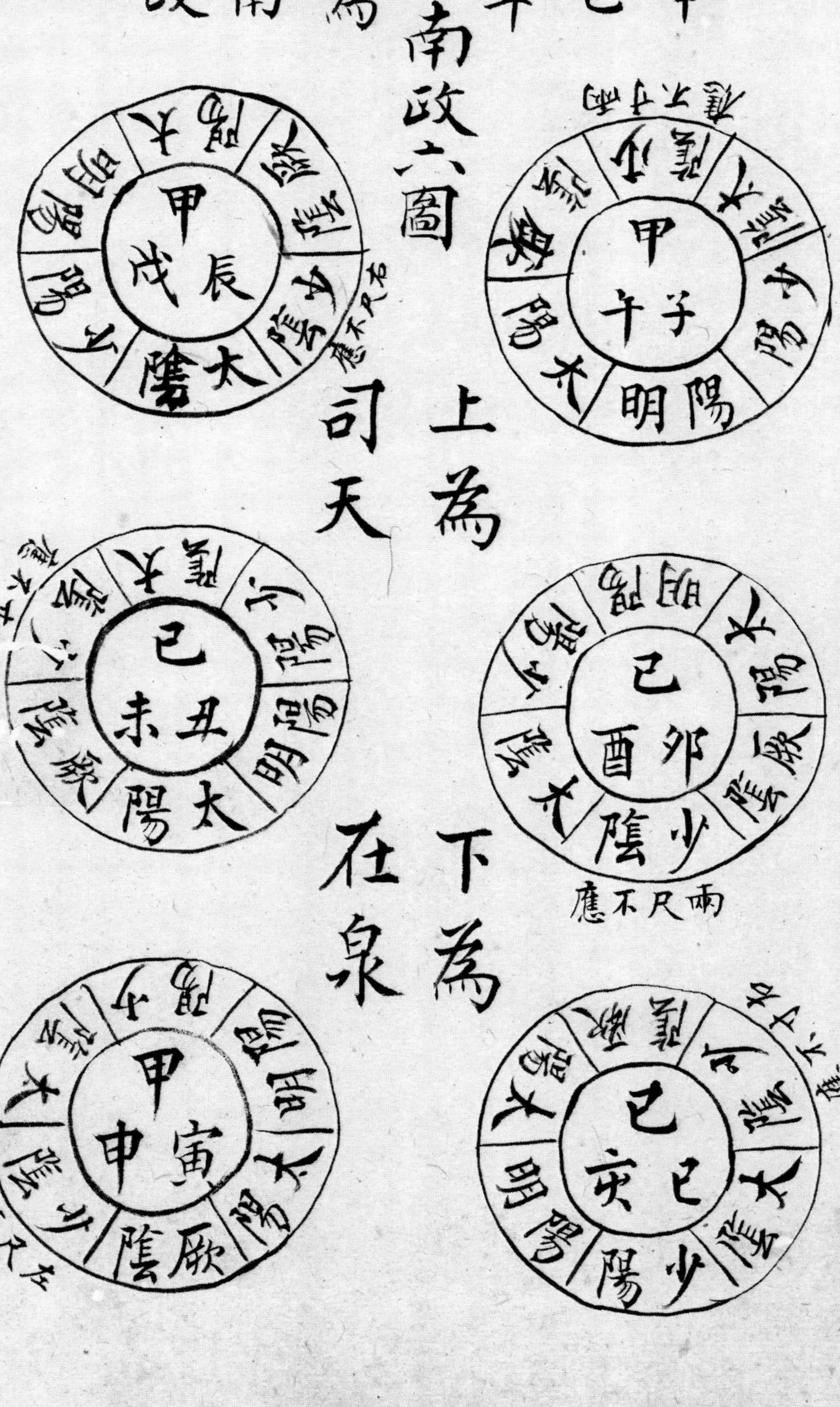

上為司天
下為在泉
甲子午
兩寸不應
甲辰戌
右尺不應
己丑未
左寸不應
己卯酉
兩尺不應
甲寅申
左尺不應
己巳亥
右寸不應

乙丁癸辛庚壬丙戊年為北政

北政六図

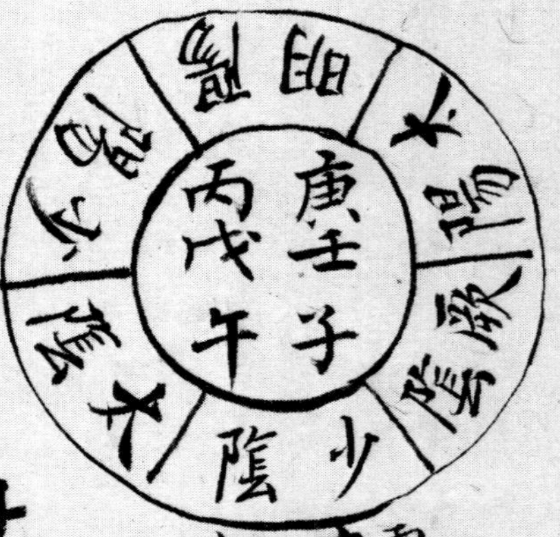

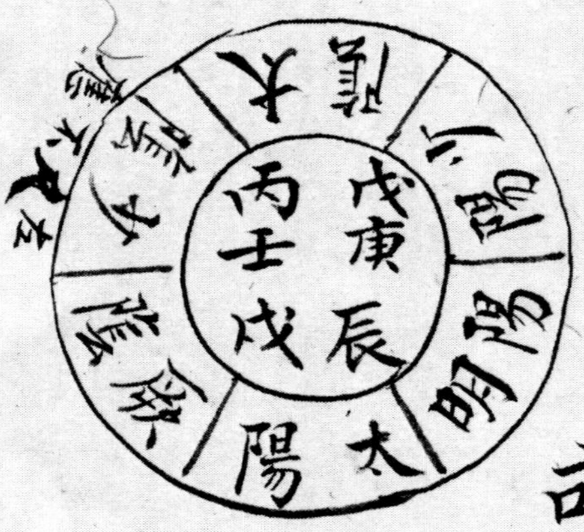

上為司天

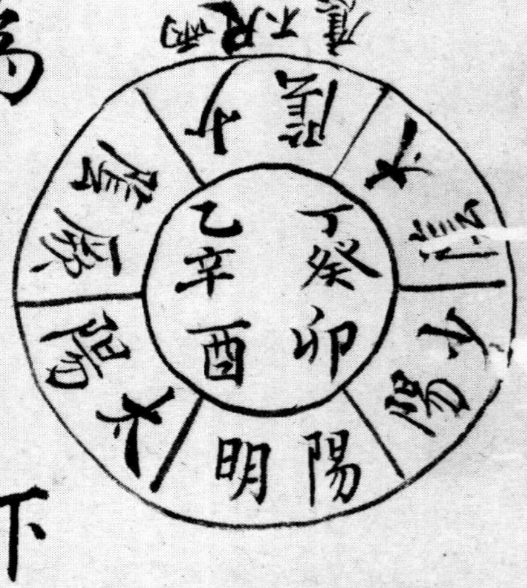

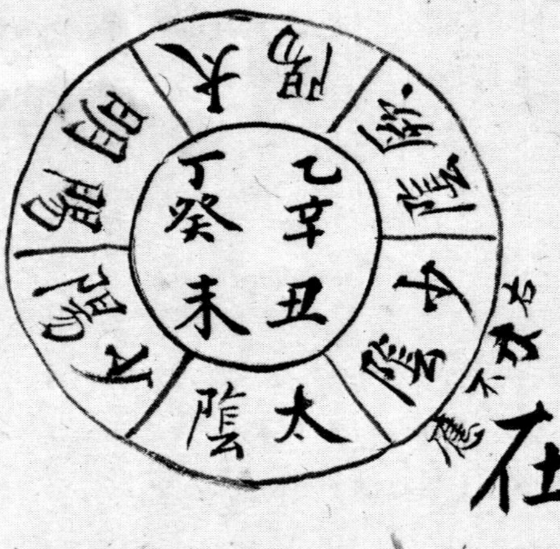

下為在泉

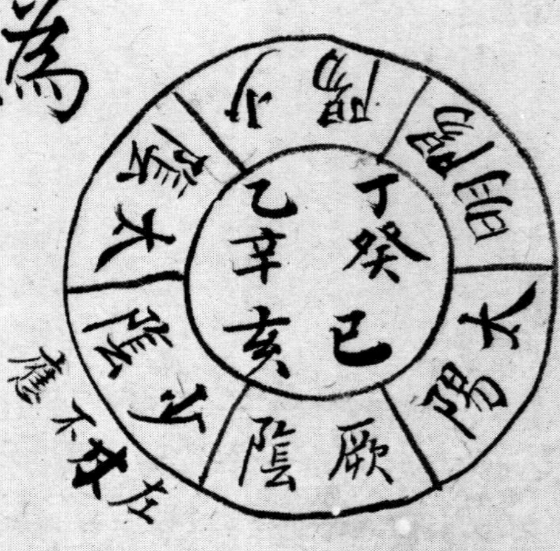

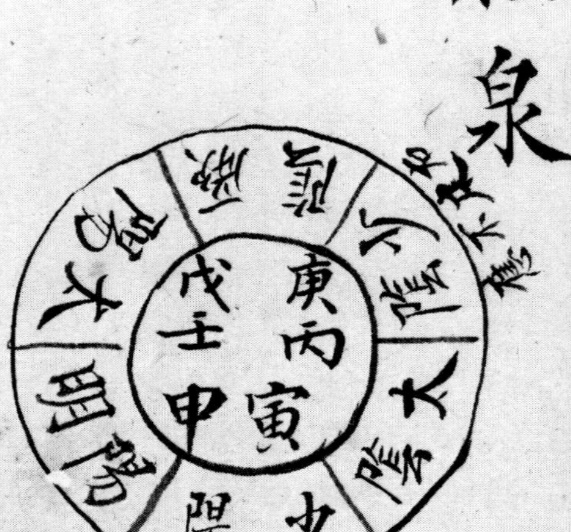

經絡圖解小引 卷四

脉理若直以十二經之虛實寒熱叩於指下矣若外而四肢百骸內而五臟六腑脉脉相通偶遇一處痛癢之常應刺未必無當因取內經圖解繪形察病又將本經補瀉溫涼藥味選擇而附于各經之後令某處有病瞭若觀火信手拈來頭頭皆是旨趣矣爰次為第四

康熙二十二年癸亥春日澹菴主人識

經絡圖解

十二經主病之原

手太陰肺經病主脹滿 喘 欬 心之熱淫所勝火克金也 缺盆中痛 缺盆雖十二經之道路而肺尤近之 臑臂內前廉痛 手掌中熱 太陰脉之別直行肘臂直入掌中 氣盛有餘則肩背痛 手太陰之脉筋結于肩藏附于背是以傷風傷寒邪勝則肩背痛 氣虛

亦肩背痛 肩背為上焦陽氣虛則肩背沉痛 中風汗出 肺主皮毛寒在表也 風 小便數

而欠 肺為腎母邪傷其氣故小便數而短少 少氣 肺氣不足 溺色黃赤 金衰水涸故水黃赤

盛者寸口大三倍于人迎 虛者寸口反小于人迎 寸口主陰肺為大腸之藏屬陰故見于寸口

涼補遲瀉 酸補辛瀉 大腸同

手陽明大腸經病主齒痛 頸腫 大腸脉之支者上頸貫頰入下齒中故熱則病此 目黃 口乾 鼽衄 喉痹 肩前臑痛 手大指次指痛不用 本經脉所經以熱淫所勝病在金也 熱[illegible] [illegible]經之處氣有餘也 寒慄不易溫 本經之氣虛也 盛

接サ

者人迎大三倍于寸口□□人迎反小于寸口（人迎主陽大腸為肺之府屬陽故見于人迎）

足陽明胃經病主振寒（土衰木勝也）喘悗惡人（本經氣逆也）惡火（邪氣盛也）聞木聲而驚（木克土也）閉戶塞牖而處（陰勝陽也）登高而歌（陽盛則四肢實也）棄衣而走（本經熱盛也）狂（亦熱盛）瘧（風盛）汗出鼽衄口歪唇疹頸腫喉痺（皆熱使然）勝水腫（土衰不能制水）膝臏腫痛伏兔足跗腫痛足中指不用（皆本經脈所經）身以前熱消穀善飢溺色黃（皆本經氣盛而為實熱也）身以前寒胃寒脹滿（本經虛寒也）盛則人迎大三倍于寸口虛則人迎反小于寸口（胃為脾之存三陽也濕熱補寒涼瀉甘補苦瀉脾同此）

足太陰脾經病主舌本強（脾脈連舌本）嘔（脾虛不能運化）胃脘痛腹脹（脾脈）（屬脾絡胃故病此）噯噫（陰勝氣滯也）身體重（木勝克土也）溏泄（脾寒之故）癥瘕（脾氣滯）水閉黃疸（脾虛不能制水）膝股內腫痛足大拇指不用（風淫勝之）盛者寸

口大三倍于人迎虛者寸口反小于人迎〔脾為藏為三陰〕下接心經

手厥陰心主即心包絡經病主心手熱　胸脇支滿　心動不寧　面黃目赤　心痛　肘臂攣急腋腫〔皆本經火盛之故〕喜笑不休〔心氣有餘而熱也〕盛者寸口大一倍于人迎虛者寸口反小于人迎〔心包為少陽之裏〕

手少陽三焦之經病主嗌乾腫　喉痺〔濕土勝水而火熾也〕汗出〔三焦充皮膚故汗出〕目銳眥痛　頰腫　肩臑肘臂外痛　小指次指不用〔皆本經脉所經〕盛者人迎大一倍于寸口虛者反小于寸口〔三焦為厥陰之表〕

足少陽胆經病主口苦〔胆虛也〕心脇痛〔胆之邪盛陽不勝陰也〕乃頭痛　頷腫　目銳眥痛　缺盆痛　腋下腫　瘰癧〔本經脉所經也〕汗出振寒〔少陽為半表半裏陽盛則汗出風盛則振寒〕諸節疼痛〔本經風邪盛也〕盛者人迎大一倍于寸口虛者反小于寸口〔胆為厥陰之表〕溫補涼瀉辛補酸瀉肝同此

足厥陰肝經病主腰痛 男子癀疝 女人少腹腫痛陰邪勝也勝則陽氣不行故痛嗌乾 胷滿嘔逆而邪逆而上行之故飧泄 狐疝 遺溺癃閉
本經脉盡而下行之故盛者寸口大一倍于人迎 虛者反小于人迎肝為少陽之裏

手少陰心經病主嗌乾 口渴 心痛心火炎上而心液耗也目黃心脉繫目
系脇痛心脉腋下出臑肩內後廉痛 手掌熱火盛也盛者寸口
大再倍于人迎 虛者反小于人迎心乃太陽之裏為三陰上接脾經

手太陽小腸經病主嗌乾 頷腫寒淫所勝而病及火府也肩似拔 臑似折
本脉循臑繞肩胛耳聾 目黃小腸經脉所及皆火勝也盛者人迎大再倍于寸
口 虛者反小于寸口小腸為少陰之表熱補寒瀉酸補甘瀉心三焦同此

足太陽膀胱經病主頭痛 目似脫 項如拔邪氣上衝故病如是痔脉入
肛門故為痔瘧經屬表故為此症癲狂邪入陽分目黃 鼽衄也有火耳鳴陽邪上盛也

耳聾（陽氣實于上氣壅也）聲瘂（勞病人精奪氣氣少故音啞）項背腰尻膕腨腫痛足小指不用（周身筋脈惟足太陽為多為巨其下者結于踵結腨結于膕結于臀其上者挾腰脊腰結肩項上頭為目上綱下結于頄皆足太陽之水虧而生此病也）盛者人迎大再倍于寸口虛者人迎反小于寸口（太陽亦為少陰之表）寒補熱瀉苦補醎瀉腎同此

足少陰腎經病主飢不欲食（腎為脾胃之母陰動則陽衰陽衰則脾困故雖飢而不欲食）色黑（陰邪見于面也）欬唾有血喘喝（真陰損及肺母也）目多昏黑（真水虧也）心如懸若飢狀（心腎不交故若懸陰虛內餒故若飢）口熱舌乾咽乾、煩心心痛（皆本經脈所絡）黃疸（陰虛陽實也）腸澼（腎開竅于二陰）足心熱（本肺邪走足心）盛者人迎寸口大再倍于人迎虛者寸口反小于人迎（少陰亦為太陽之裏）

下接心主包絡經

寸口主陰為裏五臟屬陰故肺脾心腎心包絡肝在寸口候盛虛人迎主陽為表六[illegible]陽故大腸胃小腸膀胱三焦

胆在人迎侯盛霊氾陰□□裏之分也 頭下兩旁動處為人迎 兩手寸脉為寸口

天罡十二經歌訣

每日寅罡在肺庭卯時流入大腸停辰來胃巳脾午心上未時
却入小腸寧申屬胱膀酉屬屬腎戌与包絡亥三霊子胆丑
肝循環轉晝夜周流十二經

天罡即人身渾經之元
氣也天運日一週人之氣血
亦一週所謂人身一小天地
也

肺脉府經之圖

肺脉起中焦出手大指次指之端故名
手太陰肺經

手三陰脉注胸中大陰肺
居外厥陰心包居中少陰心
居裏人之病胃者宜查此

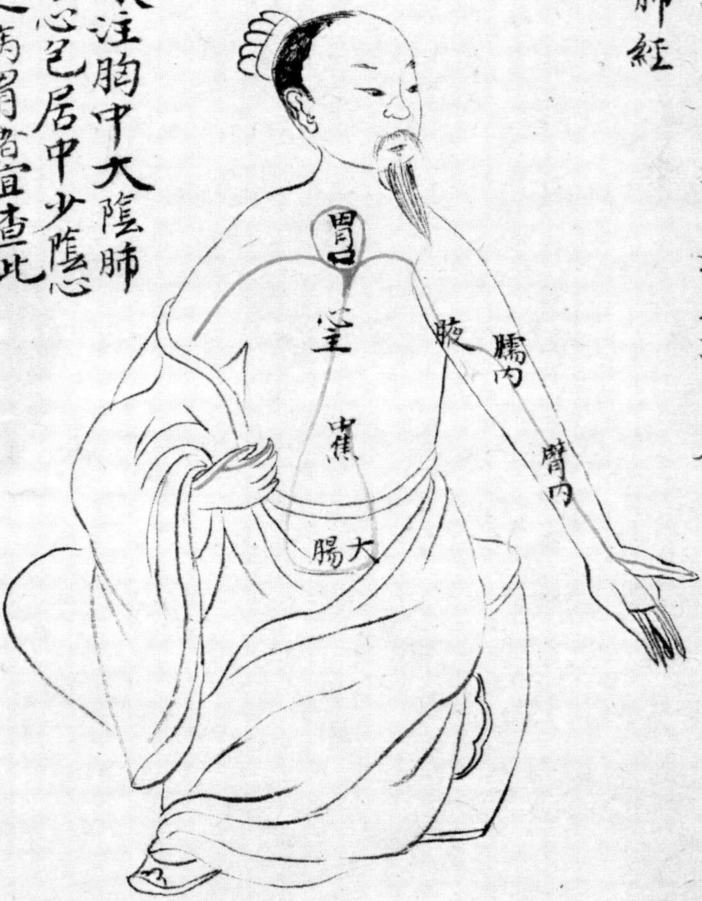

左右手同看

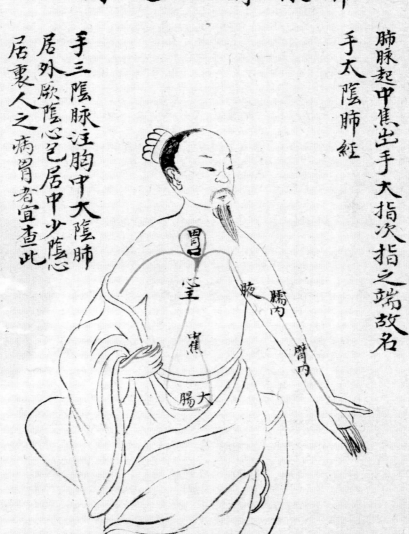

手大陰肺經圖說

肺主炁藏魄配胸中与大腸為表裏以脾土為母以腎水為子尅肝木畏心火其象金其旺秋其味辛其臭腥肺主皮毛故肺氣絶則皮枯毛折丙日篤丁日死其色白白如豕膏者生白如枯骨者死見于闕中闕中者眉間也開竅于鼻左開竅于鼻之右右開竅于鼻之左多氣少血故脉浮濇而短寅時炁血注此

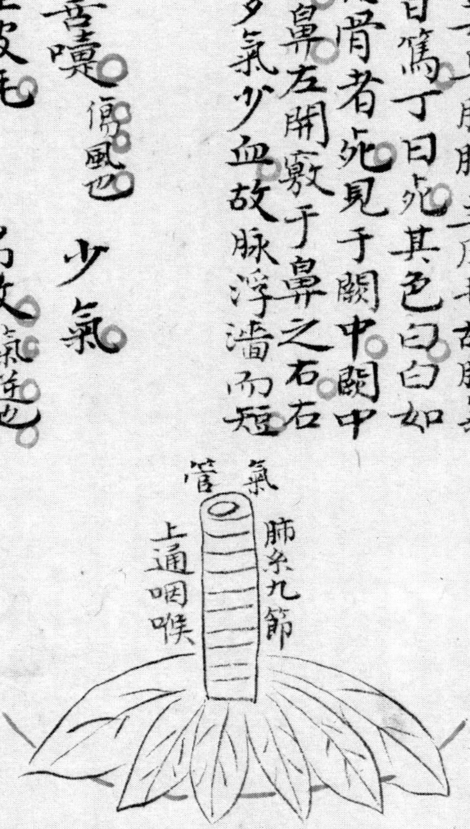

大腸脉系絡肺下膈

附脊第三椎故肺虛則背沉丈易于傷風

病在背

善嚏 傷風也

少氣

皮膚麻木

肺主皮毛 氣虛也

喘嗽 氣逆也

鼻病

肺苦氣逆急食苦以泄之 訶子 以辛瀉之 桑白皮 實則瀉子 瀉降 欲收急食酸以收之 白芍藥 以酸補之 味子 虛則補母 味子

肺脉起止主病

肺脉起于中焦即胃之中脘氣熱不順則胸滿心下滿氣有餘則咳嗽喘逆不足則少氣善太息引胃脘痛下絡大腸故與大腸為表裏病主瀉痢寒則小便數氣不足則腸鳴還循胃口循繞也在胃之上口左繞右右繞左也病主胃脘痛食不下上膈屬肺膈居心肺之下以隔濁氣不使薰于肺故曰膈從肺系喉嚨也病熱則生喉痺喉中乾燥項腫癭氣橫出腋下病主臂不能舉下循臑內膊之內側曰臑上至腕下至肘病主肘臑攣行少陰心主之前也少陰在心也主者包絡肺脉居前病主心痛下肘中循臂內自肘至腕曰臂病主肘臂痛屈伸難無力從皆肺氣不順也上骨下廉入寸口即寸脉也所以候寸脉于右寸上魚際出手大指之端其支者從腕後熱則手掌腫痛直出次指內側俗名手虎口之端肺脉止此接大腸脉

肺經藥

補

人參溫補元氣　黃芪溫補肺氣　茯[illegible]　麥冬清肺熱　山藥健脾補母

五味子 收斂肺氣

阿膠 補[illegible]止[illegible]

紫菀 溫肺止嗽

百部 溫止寒嗽

瀉

防風 散風泄肺

枳殼 利肺氣

桑白皮 泄肺伏火水氣

澤瀉 利水氣

紫蘇子 潤肺下氣

羅卜子 利氣

溫

乾姜 溫中

白豆蔻 治肺冷氣

木香 散滯氣

款冬花 溫肺止嗽

涼

沙參 理胸中結熱

天冬 清肺

馬兜鈴 清熱定喘

瓜蔞仁 潤燥降火止嗽

玄參 治上焦無根火

貝母 清火化痰

桔梗 清痰下氣

黃芩 清肺

梔子 清肺利小水

引經

升麻

白芷

葱白

大腸脉所往圖

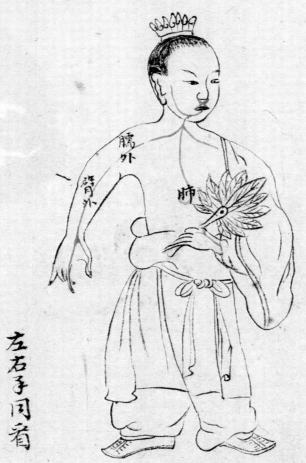

大腸脉接肺脉起手大指次指之端上
挟鼻孔名手陽明大腸往

左右手同看

手陽明大腸經圖說

大腸爲傳送之官与肺爲表裏氣血俱多卯時氣血注此

病主耳鳴　耳聾
肩臑臂外痛　氣喘
皮膚堅而不痛　半身不遂
鼻病

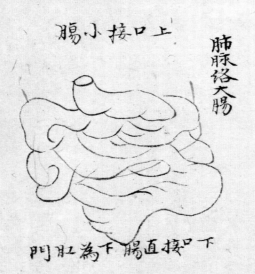

大腸脉起止主病

大腸脉起于手大指次指之端肺脉止此大腸脉接之循指上廉上側出合谷兩骨之間即手虎口热即手臂红腫上入兩筋之中腕中上側循臂上廉入肘外廉上臑外前廉肘陽也陽行于外故在外在上在前热則肩臂臑痛筋後屈伸無力氣血盡則麻木不仁上肩出髃骨之前廉髃音魚肩頸骨也热則肩臂痛氣血盡則手足不随氣盡則右半身不遂血盡則左半身不遂上出于柱骨之會上項骨為天柱六陽皆会于此病主項不得轉下入缺盆項下陷中絡肺下腸屬大腸其支者缺盆上頸貫頰氣盡則耳鳴耳聾面瘰浮腫热則頤腫目臂赤爛喉痺入下齒縫中热則牙床腫下齒痛還出挾口热則口乾唇焦交人中左之右右之左上挾鼻孔大腸脉止此接胃脉病主鼻衄鼻塞不聞香臭鼻瘡息肉鼻衄多涕

大腸經脉藥

補

訶子止瀉固腸　蓮子清火止瀉　[illegible]温中止瀉　罌粟殼固氣止久痢瀉

瀉

大黃蕩滌腸胃　芒硝通腸去熱　檳榔下氣除後重　桃仁止血潤腸　麻仁潤腸通便

枳實行氣

温

乾姜　肉桂俱逐冷氣　吳茱萸温中下氣

涼

槐花涼大腸治腸風下血　條芩瀉大腸火

引經

葛根入大腸　白芷去風行上　石膏行下

胃脉所経之図

胃脉起于鼻交頞中下至足中指支出

足大指名足陽明胃経与脾為表裏

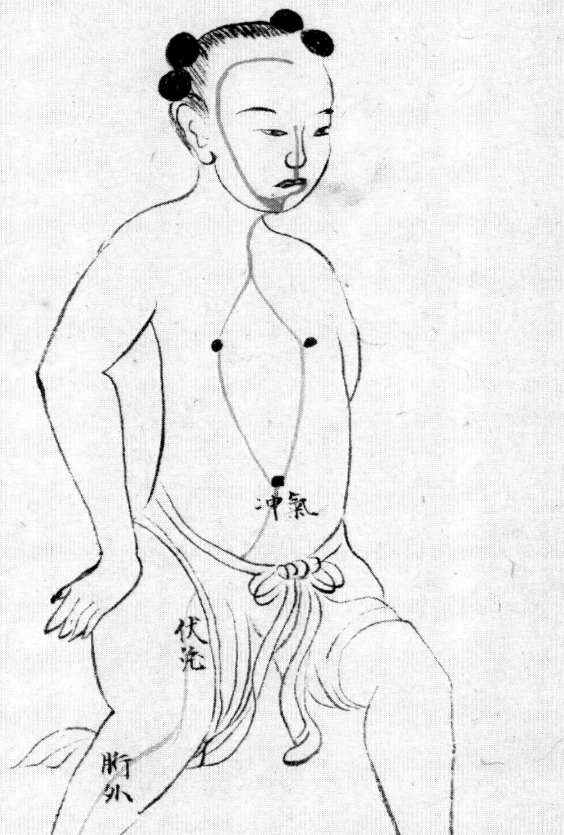

足陽明胃經圖說
官与脾同多血多氣
辰時氣血注于此

病主惡火
惡木聲
遺溺失氣
身前熱身後不熱

胃脉自上行下逆則主吐主
喘嗽主瘦主噎鬲

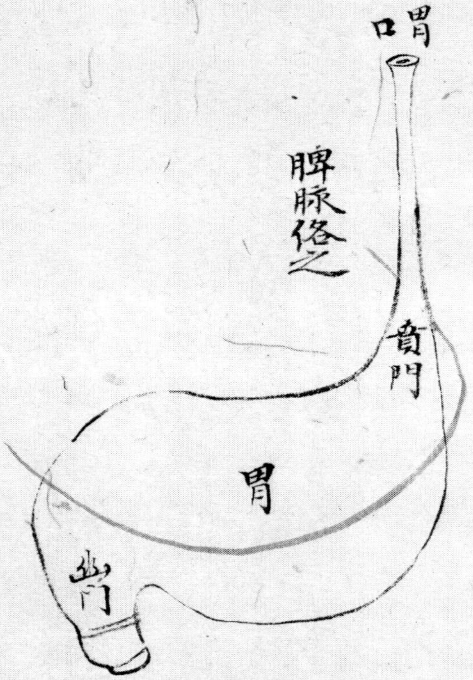

胃經脉起止主病

胃脉起于鼻交頞中頞音遏鼻梁也接大腸脉旁納太陽脉膀胱脉起目内眥与頞近故納
之若氣壅病主冷淚瞳子痒目眩目昏視物不明下循鼻外病主鼻外腫痛生瘡入上齒中
血熱則上牙痛牙床宣腫還出挾口環唇病主唇頰腫痛下交承漿却循頤後下廉
出大迎腮下為頷、中為頤循頰車在耳下上耳前過客主人病主瘰癧頰腫耳鳴耳
聾面目浮腫由于氣壅也循髮際至額顱病主頭痛其支者從大迎前至人迎頸下
兩旁動脉處也病主喘息不得臥瘿氣皆氣上逆之故唾膿血循喉嚨病主喉逆上氣咽腫呼吸不利入缺
盆下外為膈盆下膈病主胸中熱屬胃絡脾病主腸鳴痢疾泄瀉其直者從缺盆下
乳內廉病主乳癰乳痛下挾臍入氣衝中病主胸中痛喘冷氣繞臍痛其支者
起于胃口下循腹裏下至氣衝而合直与支會合于此若隧聚不得流通病主噎膈食不
下胃寒心腹冷痛以下髀關抵伏兔下膝臏中下循脛外廉髀音彼股骨也膝蓋
曰臏骭骨曰脛病主膝腫痛腰冷膝寒腿膝酸屈伸不便之跗入中指內側足面曰跗病主脚氣痿

痺 足麻木不仁 股肉筋縮 足不履地 足寒 胃脈至大 其支（直）者下廉三寸而別下入

中指外側其支者別跗上入大指間出其端 接脾經脈

補 白朮 健脾強胃 黃芪 補胃氣 蓮肉 止瀉益胃 山藥 補中益氣 陳皮 和胃順氣

半夏 除胃濕痰

瀉 枳實 大黃 芒硝

温 藿香 止嘔開胃 丁香 煖胃止嘔 乾姜 煖胃 木香 散滞氣 肉豆蔻 温中止瀉

白豆蔻 治胃冷氣 吳茱萸 温中下氣

涼 石膏 清胃火 石斛 清胃熱 滑石 解渴利水 山梔 清火 大黃 清胃解熱

天花粉 除腸胃痼熱

引經

升麻 白芷 行上 石膏 行下

脾脉所經之圖

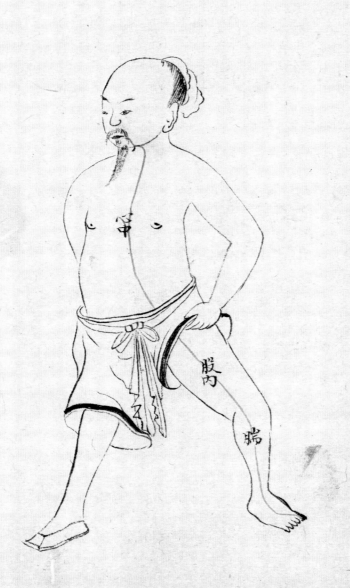

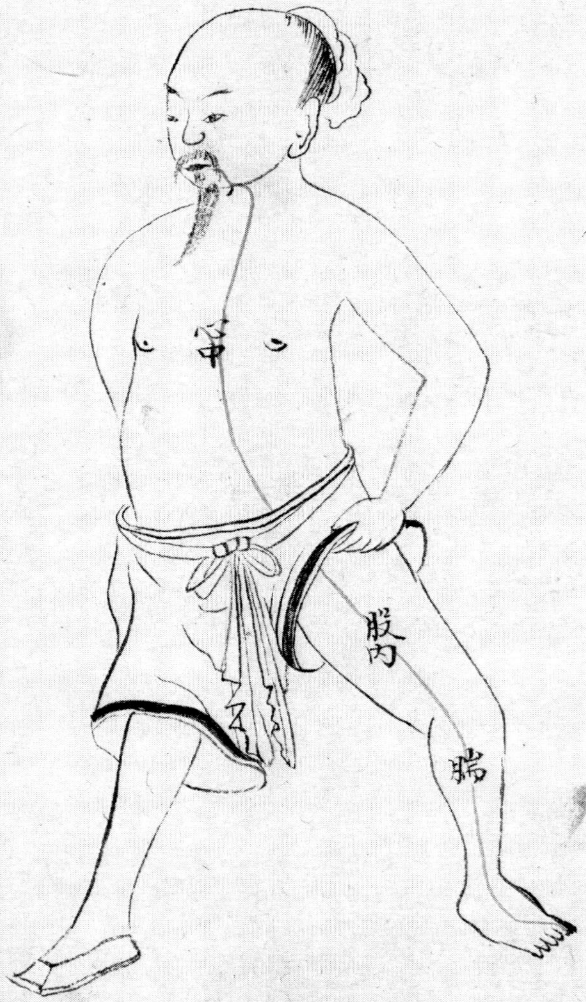

脾脉接胃脉起足大指之端上行連舌本散舌下支注心中名足太陰脾經

足大陰脾経図説

脾為倉廩之官為至陰以心火為母以肺金為子尅腎水畏肝木其象土其藏意其旺四季脾主肌肉其候口唇者肌肉之本也脾脉絶則肌肉不滑澤肉満則唇反唇反則肉先死甲日篤乙日死其色黄〻如以羅裹雄黄不欲如黄土其脉平緩多氣少血巳時氣血注此

病主舌本強直　肉痛

足胻腫若水　飧泄

口甘

脾苦湿急食苦以燥之白朮苦寫之黄連實以寫子桑白皮欲緩急食甘以緩之炙甘艸以甘補之人参虚則補母炒塩

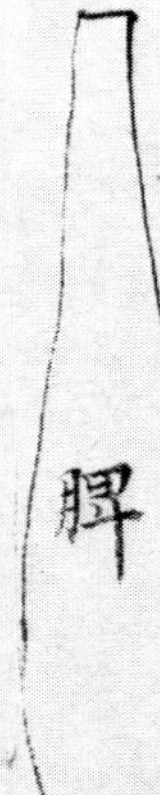

脾脉自下行上

脾經脉起止主病

脾經之脉起于足大指之端（接胃脉）循指内側白肉際過核骨後上内踝前廉（核骨足大指骨 病主足痛難行）上腨内（腨音善 足肚也）循脛骨後交出厥陰之前上膝股内前廉（股大腿也 内側痛 病主膝股酸痛）入腹屬脾絡胃（氣不順則腹滿善嘔食不化 脹滿小腹痛）上膈挾咽（病主喉中有声息）連舌本散舌下（脾不運化則舌本強）其支者循胃別上膈注心中（病主心疼胃脘痛 脾脉止此接心任脉）

脾經藥

補

人參　白朮　黃芪　陳皮　山藥　炙艸

柴胡（瀉肝 健脾）　白芍（制肝 安脾）

瀉

青皮（攻氣滯）　枳實（利氣下食）　麥芽（[illegible]麪）　山查（消肉食）　神麯（消穀食）

温

丁香　乾姜　附子　茱萸　藿香　肉桂

凉

石膏　山栀　玄明粉 治上膈煩熱

引經

升麻　白芍

心脉所任之圖

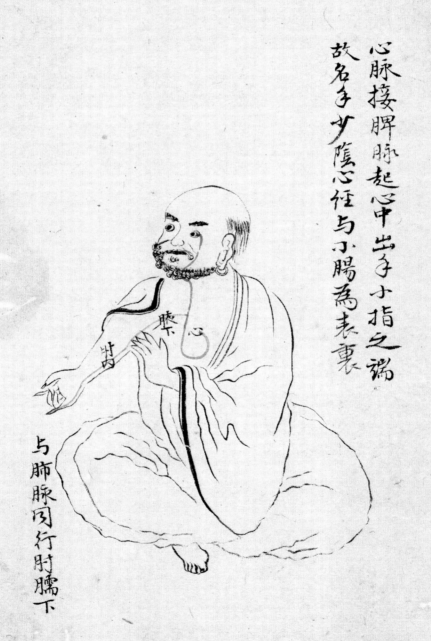

心脉接脾脉起心中出手小指之端
故名手少陰心任与小腸為表裏

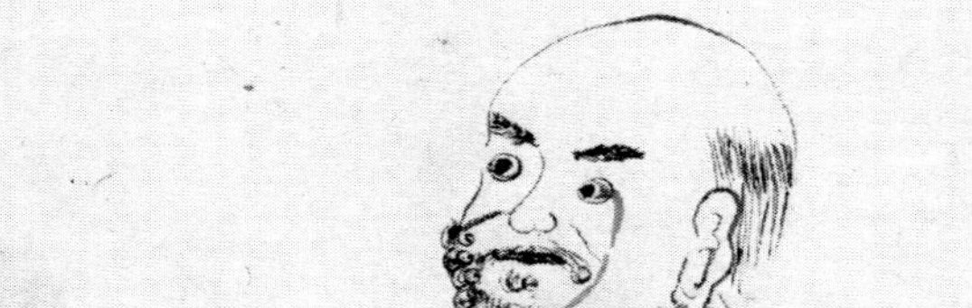

与肺脉同行肘臑下

心少陰心經圖説

心乃君主之官以膻中為腑与小腸為表裏以肝木為母以脾土為子尅肺金畏腎水其象神火其藏神其旺夏関竅于舌其充血其色赤赤欲如帛裏朱不欲如赭見于兩目之中心氣絶則脉不通故血不流而色澤去此血先死壬日篤癸日死多血少氣午時氣血注此

病主笑不休　消渴

心苦緩急食酸以收之味以甘瀉之甘艸參芪實則瀉子甘艸虚則急食鹹以实之硝世以鹹補之瀉

虚以補母生薑

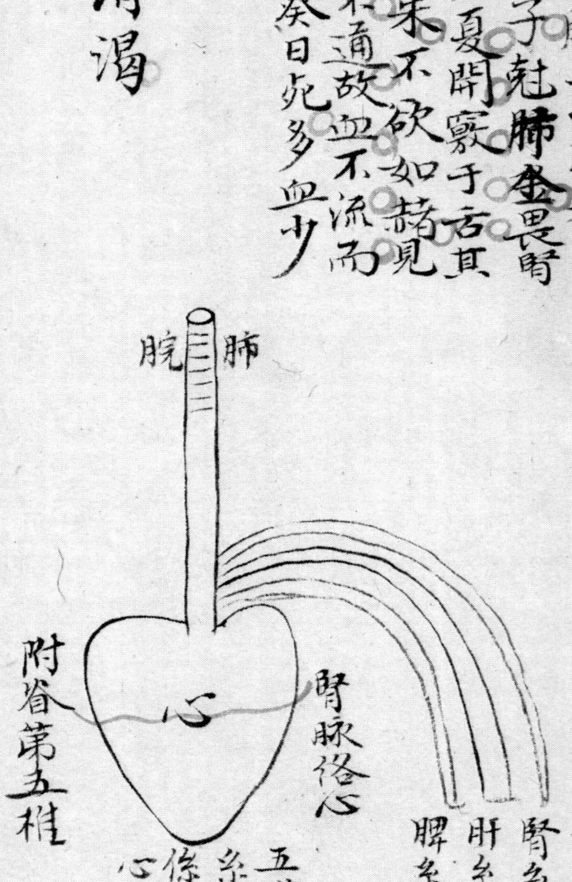

心經脈起止主病

心經之脈起于心中（接脾脈病主心痛）出屬心系（上系連肺下三系連腎肝脾故心為五臟主宰主明則下安使人壽也）下膈絡小腸（病主乾嘔）其支者從心系上挾咽（病主喉痺乾嗌項雜回轉）繫目系（熱則目黃目眩）其支者復從心系却上肺（病主脇疼）下出腋下下循臑內後廉（病主肘臂臑等疼）行太陰心主之後（行包絡之后）下肘內循臂內後廉抵掌後銳骨之端（手腕下踝為銳骨病主肘臂寒痛雜舉）（肩臂酸痛）入掌內後廉循手小指之內出其端（心脈止此接小腸脈）

心經藥

補

當歸（養心血）人參（益心氣）遠志（補腎定心）麥冬（補心清肺）棗仁

瀉

玄胡 破血下氣 貝母 清心 木香 散滯[illegible]

溫

石菖蒲 開心除風寒 藿香 定心腹疼

涼

竹葉 清心 硃砂 安心 黃連 瀉心火 連翹 治心經客熱 犀角 解心熱

引經

獨活 細辛

小腸脉所經圖

小腸脉接心脉起手小指之

端出目内背名手太陽小腸经

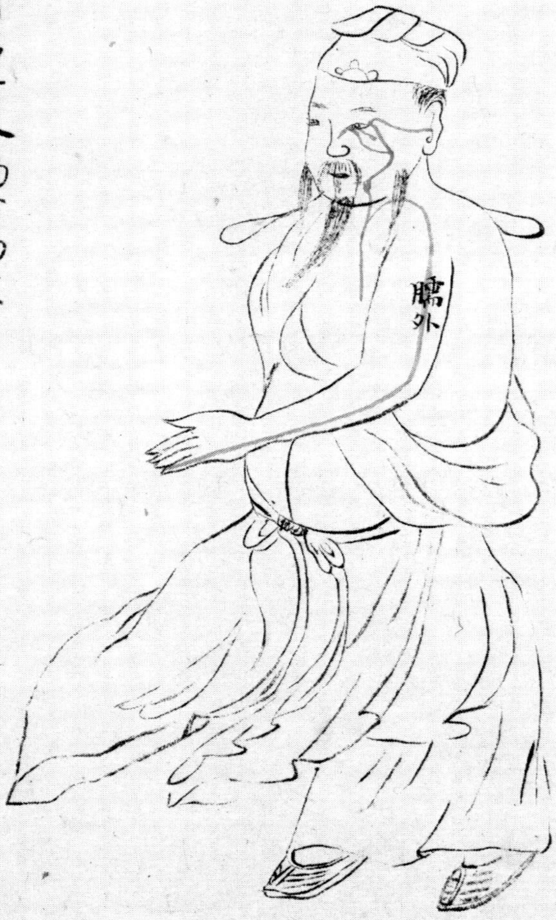

手太陽小腸経図説

小腸為盛受之官泌清
別濁水液泌入膀胱滓穢
別入大腸多血少氣未時
氣血注此

病主 面白

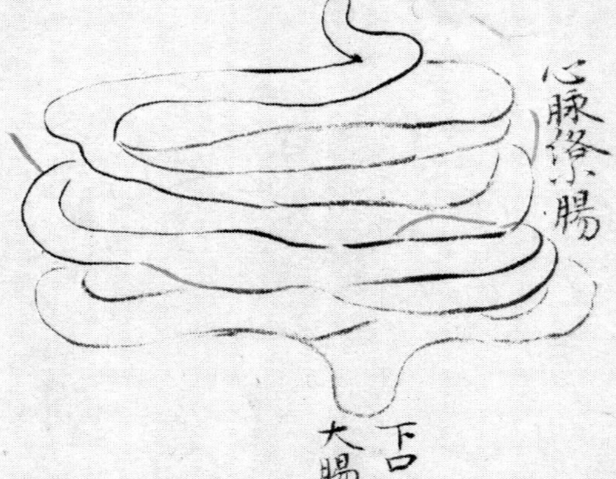

小腸脉起止主病

小腸之脉起手小指之端接心脉循手外側上腕出踝中病主五指痿手腕痛五指麻木不仁小腸脉接心心通五藏故病不止小指也直上循臂骨下廉出肘内側兩筋之間病主臂痛上循臑外後廉出肩解繞肩胛交肩上病主肩痛不能舉入缺盆絡心心与小腸為表裏循咽下膈病主項腫抵胃屬小腸胃熱則小水少其支者從缺盆循頸上頰熱則腫項喉痺頰腫引耳後頷痛腫齒痛至目銳眥外眼角也熱則目生翳壅則目多冷淚卻入耳中病主耳鳴耳聾耳内蟬聲或氣壅与火也其支者別循頰上頔抵鼻目下為頔音拙病主鼻塞氣不通也至目内眥主内眼角病斜絡于顴小腸脉止此与膀胱脉相接

小腸經藥

補

牡蠣固二便　石斛胃熱則津液不入小腸用此以清為補也

瀉

葱白通炁　木通利小水　紫蘇子潤腸

溫

茴香汪冷氣腹痛　烏藥順氣逐冷

凉

黃芩清大小腸　花粉除胃腸痼熱

引經

羌活行上　黃柏行下

膀胱脉所経圖

胱膀脉接小腸脈起目内眥出足小指之端

名足太陽膀胱経

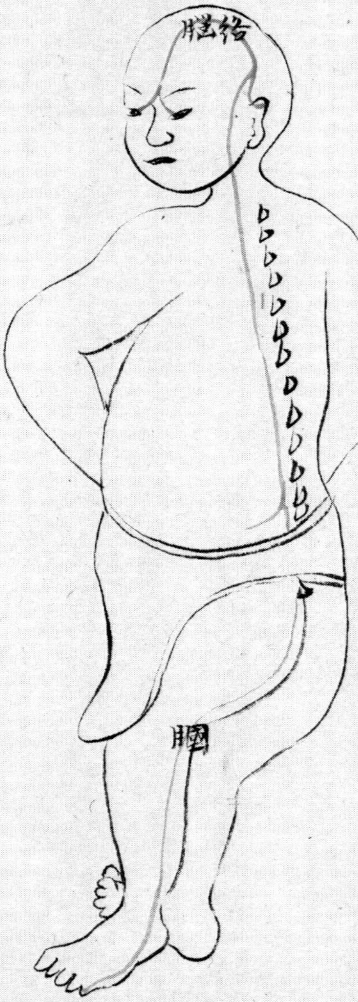

足太陽膀胱經圖說

膀胱為州都之官泌清別濁水液泌入膀胱滓穢別入大腸多血少氣申時氣血注此

病主頭兩邊痛

項如拔　目似脫

臍反出

腎脈絡膀胱若腎虛寒則筋急故胞轉不得尿

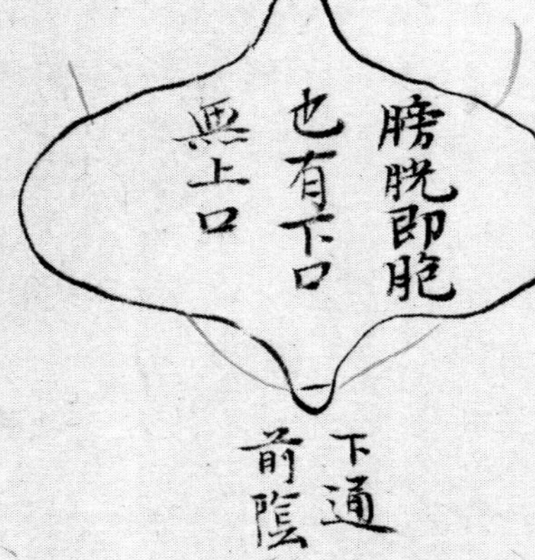

膀胱脉起止主病

膀胱脉起于目内眥 接小腸脉 病主迎風冷淚又主目視不明 拏肉攀睛動不安 目眩瞤內障內眥赤 上頞交巔 巔項痛頭旋 鼻塞髮眉脫落 其支者從巔至耳上角 病主腎虛膀胱為腎之腑補 腎氣在膀胱也耳鳴耳聾 其直者從巔入絡腦 膀胱有風邪則腦轉頭旋 還出別下項 病主項腫牙疼瘻氣 口舌乾項腫不得回轉 循肩膊內挾脊抵腰中 脊共二十四椎五臟六腑皆係于脊病實多端大約急 脊強及折脊發癰疽身熱胸中熱肩背拘也 入循膂 夾脊兩旁之肉曰膂 絡腎屬膀胱 膀胱与腎為表裏 其直者循腰中下挾脊 虛寒則腰脊痛 貫臀 尻兩旁大肉也病主臀腫 大便不利五痔 入膕中 病主膝痛 膝冷 其支者從膊內左右別下貫胛挾脊內 胛音甲肩上兩膊之間 支又從肩膊兩行下脊內 過髀內循髀外從後廉下合膕中 復与前支入膕相合 以下貫腨內出外踝之後 病主脚腫脚根無力腨 疲酸脚根痛足瘻不収 循京骨至小指外側 膀胱脉止此 接腎脉

膀胱經藥

補
菖蒲降痺濕疥癬　益智仁止小便餘瀝

瀉
芒硝專通小便　澤瀉　滑石　車前子

溫
茴香　烏藥

涼
生地涼血　黃柏去下焦濕熱　甘草梢清火止莖痛

引經
藁本至巔頂　羌活行上　黃柏行下

腎脉所经之图

腎脉接膀胱脉起足小指之端出络心注胸中
名足少陰腎经

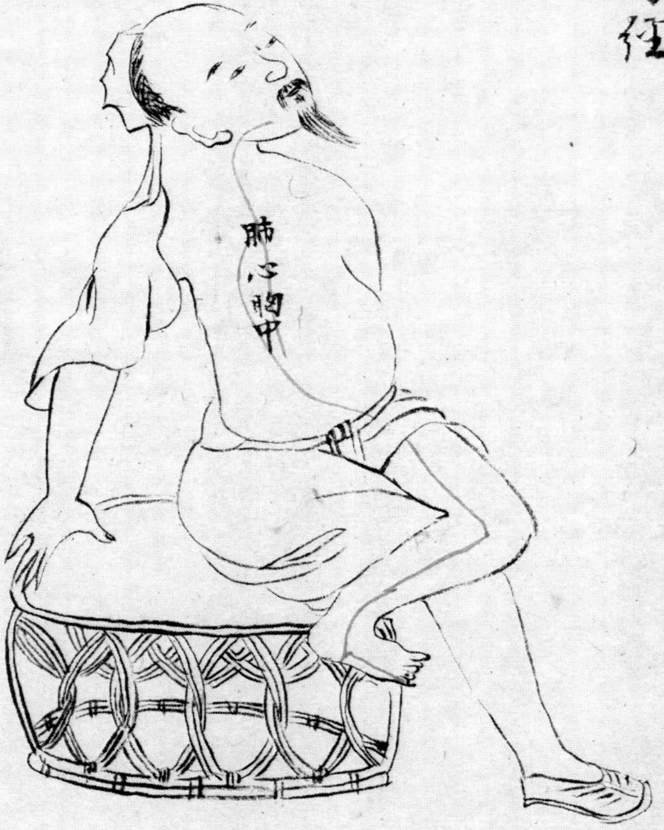

足少陰腎經圖說

腎以膀胱為腑與心相表裏以肺金為母以肝木為子尅心火畏脾土其象水其藏志其旺冬其華髮其候耳開竅于二陰伏行而温于骨髓故骨髓不温則肉不著骨骨肉不相親即肉卻而濡齒先老而枯髮不潤澤者骨先死其色黑欲如重漆色不欲如炭色戊日篤己日死多血少氣酉時氣血注此

病主脊臀股痛　陰濕

指青　起凍瘡

腎苦燥急食辛以潤之黄蘗 知母 以鹹瀉之澤瀉 實則瀉子芍藥 欲堅急食苦以堅之以苦補之黄柏 虛則補母五味

腎者引也能引氣入于骨髓

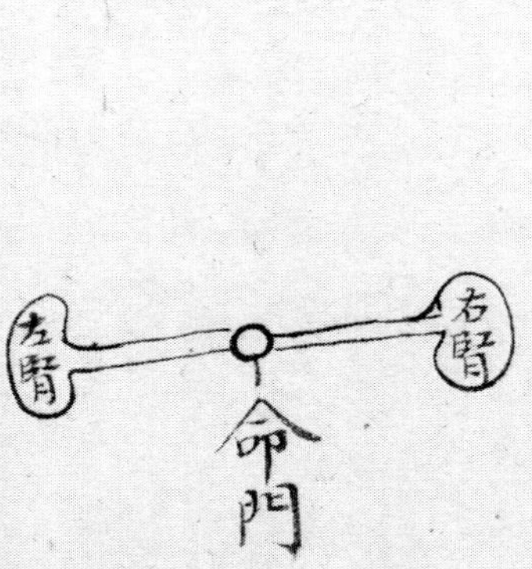

附脊十四椎前後與臍平

腎經脉起止主病

腎經脉起足小指之下（接膀胱脉）邪走足心（腎有火則足心熱）出然骨之下

循内踝之後別入跟中（病主足跗腫足痿 手足寒斷酸足脛寒）上腨内出膕内廉

上股内後廉貫脊（病主腰脊内引 痛不得俯仰）屬腎絡膀胱（病主轉脬 不得尿）（腎虛

寒脉 急也）其支者從腎上貫肝膈（水以生木）入肺中（又借金以生水）循喉嚨挾舌

本（腎虛有火則項腫 舌強口乾）其直支者從肺出絡心注胸中（腎脉止此接 心包絡脉）

（腎開竅二陰若腎虛有火病主男子遺精女人陰挺出陰 罷下從引痛男人陰痿莖中痛小便不利大便燥北

三者屬腎害 氣不足也）

腎經藥

補

熟地（滋陰）牛膝（強陰益精）杜仲（益精除濕）龜板（補腎陰）山藥（固精止瀉）

山萸肉（固精益髓）枸杞子（補精益陰）虎脛骨（去風壯骨）

瀉
澤瀉 除濕火　知母 瀉腎火

溫
鹿茸 生精益陽　巴戟 大補虛損　附子 引下除冷　肉桂 治下痼冷
破故紙 溫補下元　栢子仁 補心益精氣

涼
黃柏 〻知母 清腎火　牡丹皮 涼血清相火　地骨皮 補腎養陰

引經
獨活　肉桂　鹽

心包络脉所注图

心包络脉接肾经脉起于胃
中出手中指之端其支者
循小指次指之端名手厥
隂心包络经

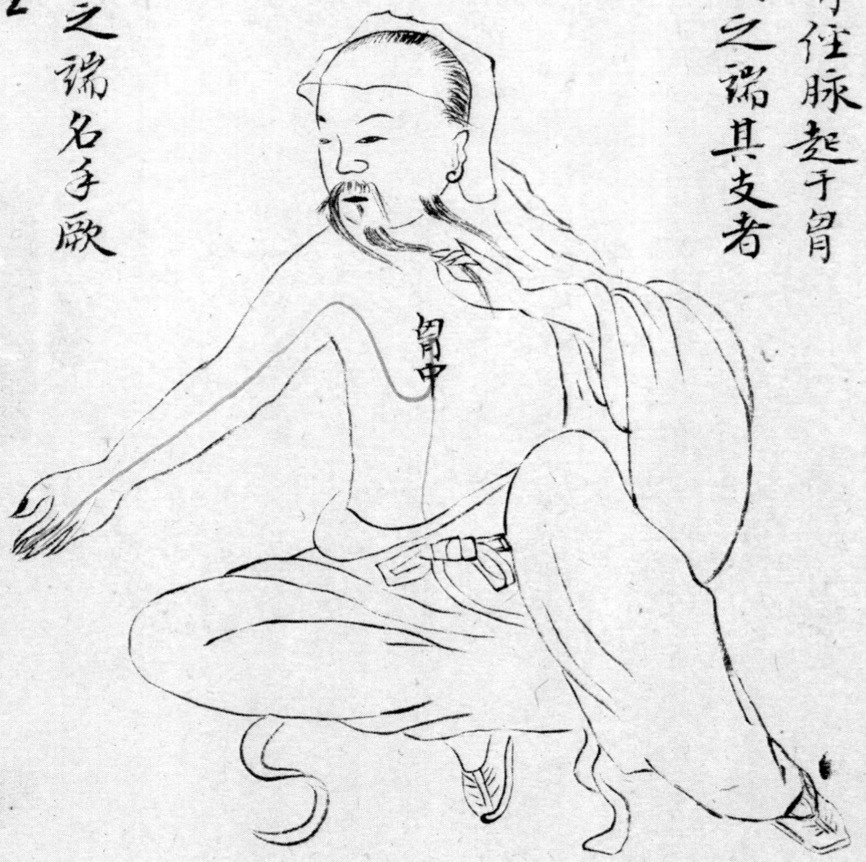

手厥陰心包絡経図説

心包絡即膻中。為臣使之官。多血少気。戌時気血注此。

病主笑不休。手心熱。心中大熱。心動。

心包絡無圖。即膻中包絡其心也。心下脂膜之外。有細筋膜如絲。与心肺相連者。為包絡也。

心包絡脉起止主病

包絡之脉起于胸中（接臂脉病主胸膈支滿）出屬心胞下鬲（熱則心懸若飢）歷絡三焦（歷者下三焦達上中）其直者循胸出腋（脇下）三寸上抵腋下循臑内（主病臑痛）臂行太陰少陰之間（太陰肺少陰心此脉行于中）入肘中下臂行兩筋之間入掌中（病主手心掌熱）循中指出其端其支者别掌中循小指次指出其端（次指即無名指包絡脉止此下与三焦脉相接）

心包絡經藥

補　熟地　人参　黄芪

瀉　枳殼（利氣）　烏藥（降心腹脹痛）

温

肉桂

涼　山梔

引經　柴胡

川芎行上

青皮行下

三焦脈所經圖

三焦脈接心包絡脈起手小指次指之端至目銳眥名手少陽三焦經

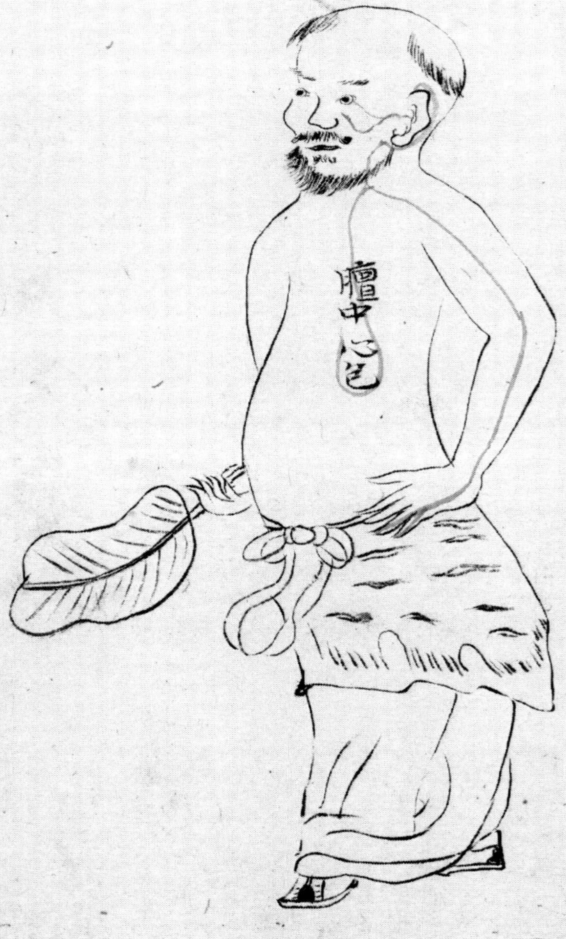

手少陽三焦圖說

三焦爲決瀆之官。多血少氣。亥時氣血注此。

病主喉痺。目銳眥痛。

三焦者圖上焦如霧中焦如漚下焦如瀆又曰上焦在胃上口主納而不出中焦在胃中脘主腐熟水穀下焦在膀胱上口主運化津液皆元氣之所終始也

三焦脉起止主病

三焦脉起手小指次指之端接包络脉病主小指次指如廢上出兩指之間循手表腕出臂外兩骨之間病主肩臂痛不能舉上貫肘循臑外上肩而交出足少陽胆经之經入缺盆病主喉痺口乾布膻中病主胸中氣噎不食散絡心包下膈循屬三焦病主心痛其直者從膻中上出缺盆上項繫耳後直上出耳上角病主耳以外疼以屈下頰至䪼病主牙痛下齒頰腫唇齲痛齒齦痛吻乾燥其支者從耳後入耳中出走耳前病主耳鳴耳聾聤耳腫及耳中有膿汁過客主人前交頰至目銳眥病主目昏目赤目流眵膏三焦脉止此下接胆経脉

三焦藥

補　黃芪補上焦　益智仁補下焦　灸艸俱益氣補中焦

瀉

澤瀉利水瀉火

温　附子

涼　石膏除結热　地骨皮养陰　黄芩清上焦　黄連清中焦　黄柏清下焦

引經　柴胡　川芎行上　青皮行下

胆脉所住之图

胆脉接三焦脉起目銳眥入足小指次指之端支入大指

出三毛名足少陽膽住

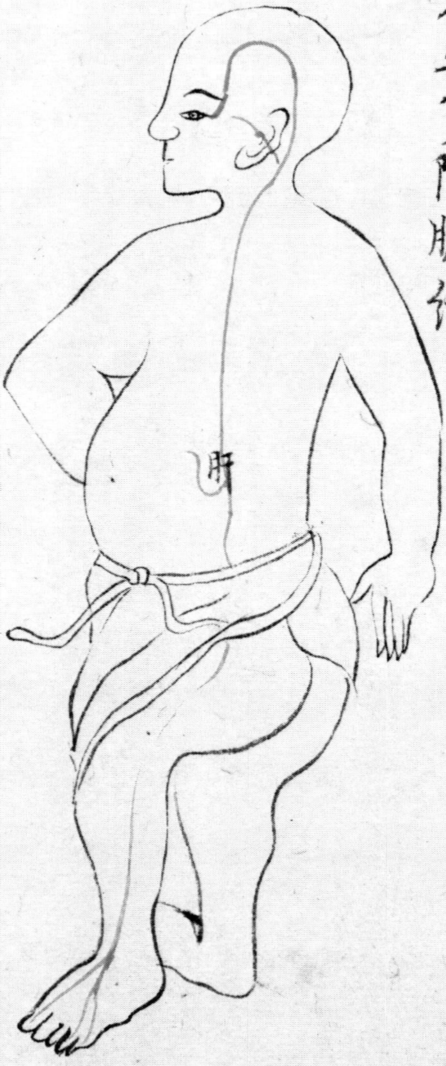

足少陽胆経図説

胆爲中正之官主決斷

多氣少血子時氣血

注此

病主口苦　馬刀挾瘻

在肝之

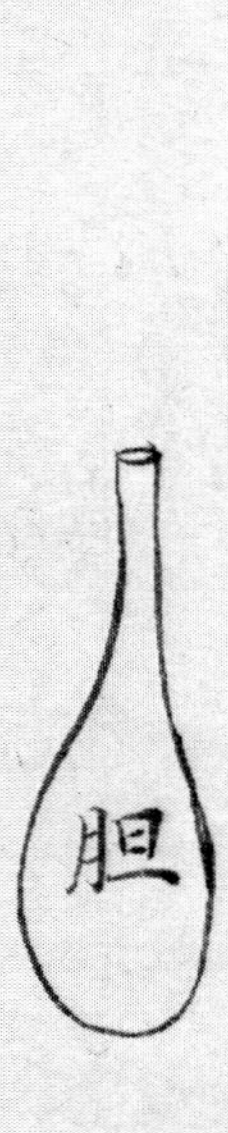

短葉上

胆經脉起止主病

胆經之脉起于目鋭眥（接三焦脉）上抵頭角（病主目赤痒 昏淚出多眵）下耳後循頸行手少陽（三焦）之前至肩上却交出手少陽之後入缺盆（病主項腫 腨痛齦痛）齒 其直者從耳後入耳中出走耳前至目鋭眥後（病主耳鳴）（耳聾目昏 胆氣虛也）其支者別鋭眥下大迎合於手少陽（三焦）抵于頔下加頰車（病主頷頰腫 肩痛雉[illegible]）下頸合缺盆（病主喉痹）以下胸中貫膈絡肝屬胆（肝胆表裏）為 循脇裏出氣冲繞毛際橫入髀厭中其直者從缺盆下腋循胸過季脇下合髀厭中（病主脇痛 季脇支滿）以下循髀陽出膝外廉下外輔骨之前（輔骨膝兩旁高骨也）直下抵絶骨之端下出外踝之前循足之跗上入小指次指之端（病主脚氣筋攣）其支者別跗上入大指之間循大指之岐骨内出其端還貫爪甲出三毛（胆脉止此 下接肝經脉）

胆經藥

補

棗仁（胆虚不寐炒用）　木通（瀉小腸熱閉）　龍胆草（益肝胆氣）

瀉

柴胡（瀉火）　青皮（平脇止腹疼）

温

半夏（止嘔）　陳皮　川芎（入肝止頭痛）

凉

竹茹（治血熱疼）　黄連

引經

柴胡　川芎（行上）　青皮（行下）

肝经脉行之图

肝脉接胆脉起于三毛工

注肺名足厥陰肝经

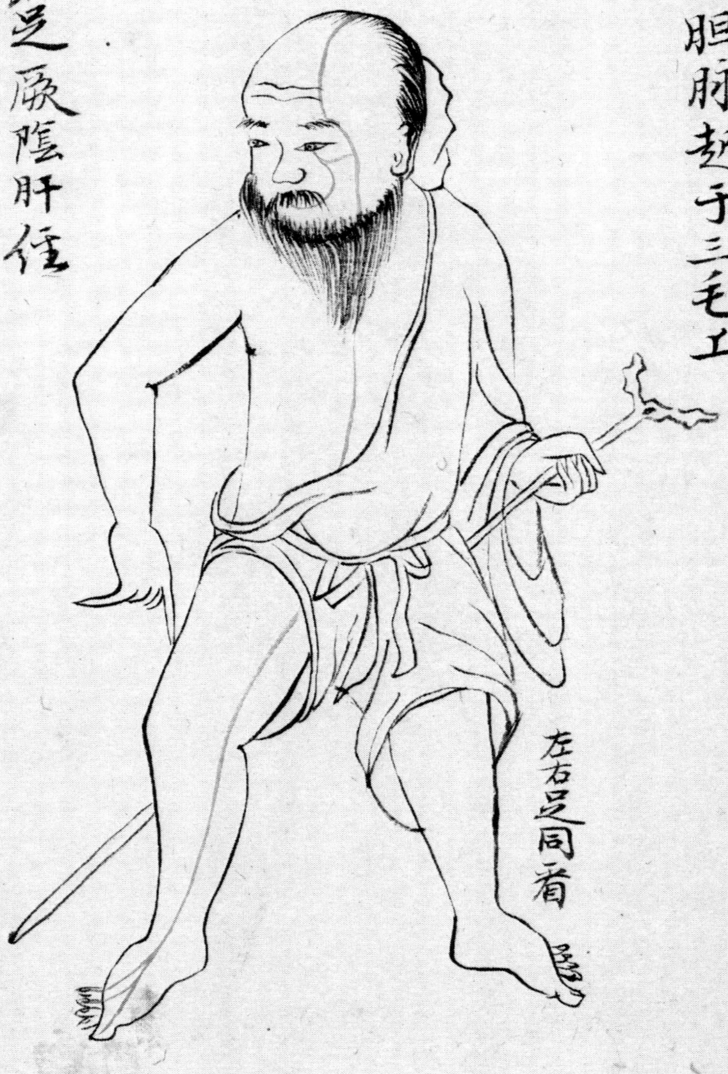

足厥陰肝經圖說

肝以胆為腑以腎水為母以心火為子尅脾土畏肺金其象木其藏魂其旺春其充筋開竅於目其色青青欲如蒼璧之澤不欲如藍肝經氣絕則筋縮引卵與舌筋者聚於陰器而絡於舌本故脉不榮則筋縮急而舌卷卵縮此筋先死庚日篤辛日死多血少氣丑時氣血注此

病主面青　善潔

肝苦急食甘以緩之（艸）以酸瀉之（赤芍）實則瀉子（甘艸）欲散急食辛以散之（川芎）以辛補之（細辛）

虛則補母（地黃　黃蘗）

附脊第九椎

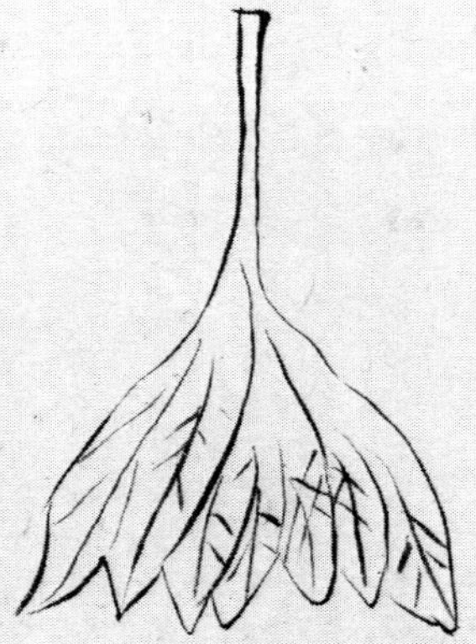

肝脉起止主病

肝經脉起于足大指三毛之際接胆脉上循足跗上廉去内踝一寸病主足脛瘦痛屈伸不仁脛多寒上踝八寸交出太陰脾經之後上膕内廉循股陰入毛中過陰器環繞陰器虛寒則陰痛引小腹陰股痛陰莖痛熱則陰挺風熱則陰痒抵小腹病主小腹滿痛、小便不利淋勝則胸脇皮滿痛挾胃木來尅土屬肝絡胆上貫膈布脇肋肝氣循喉嚨之後熱則項腫上入頏顙俗名顙子眼連目系目之深處上出額与督脉會于巔風熱則巔項痛其直者從目系下頰裏環唇内病主唇内乾裂其支者復從肝別貫膈上注肺又与肺脉接乃十二經絡一周之數也

肝經藥

補

一木瓜入肝主筋病　阿膠止血寧嗽　棗仁補虛

瀉

柴胡平肝瀉火　青皮平肝止腹痛　白芍平肝氣　青黛

温

木香　肉桂　吴茱萸治腹冷痛

凉

羚羊角清熱定風　枯芩清火　龍胆草清熱　車前子

引經

柴胡本經　川芎行上　青皮行下

督脈所任之圖

督脈起於長強循脊至人中而止為陽脈之海

病主脊強腰厥

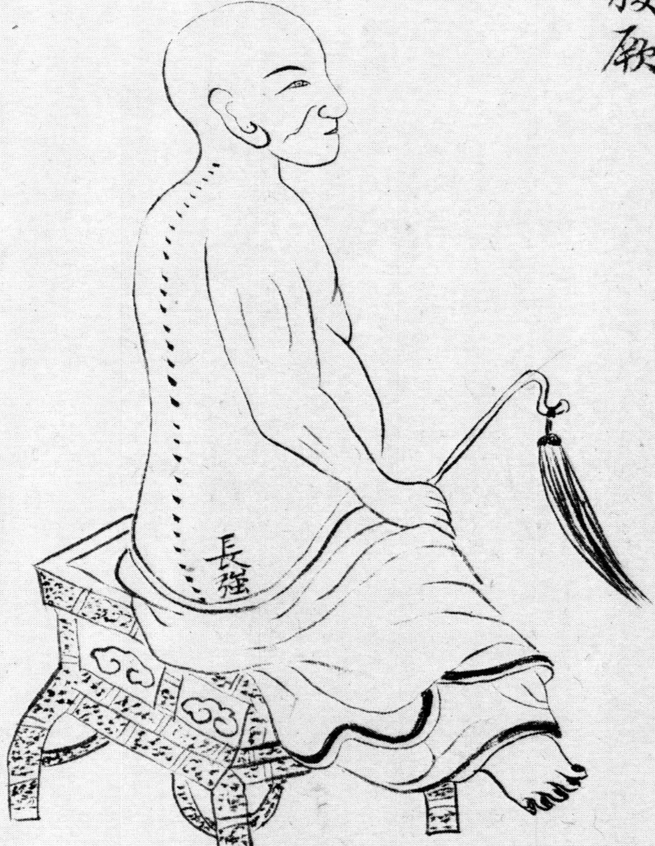

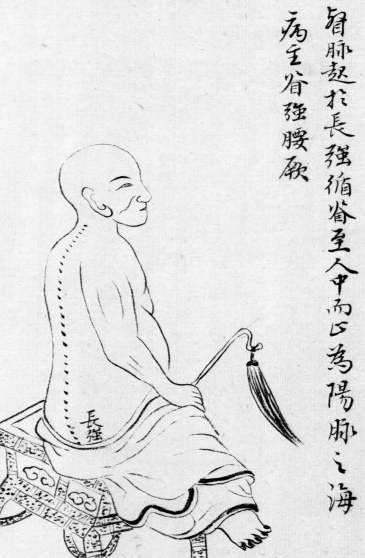

任脈所經之圖

任脈起於會陰上至承漿而止爲陰脈之海
病主男子七疝女人瘕聚

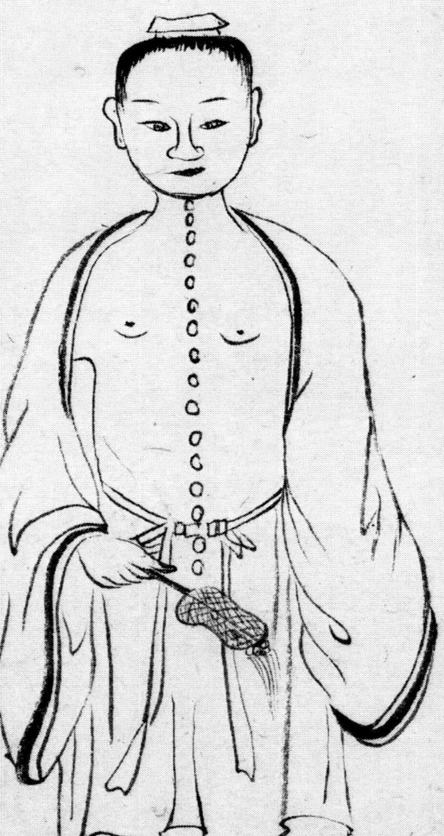

按李瀕湖所云陰維陽維陰蹻陽蹻並衝帶任督爲奇
經八脈此載其二之未詳治法後補錄之須合參方得其妙

任督二脉說

任督二脉雖有主病却無治法故不錄惟就修真言之人身之有任督猶天地之子午也分之以見陰陽不離合之以見渾淪無閒此修真者必先通任督二脉四門外閉兩目内觀心如止水身似空壺歸觀黍米之珠權作黄庭之主不施搬運自妙轉旋含光默默調息綿綿握固内守注意玄關頃刻而真元内還未幾而一陽來復兩腎如湯煎膀胱似火熱任督猶車輪四肢若山石鼓巽運坤天机自動微以意定則水火自然升降所謂乾坤交媾罷一點落黄庭到此地位意不可散散則不成丹矣紫陽翁云真汞生于離其用却在坎姹女過南園手持玉橄欖身心渾沌与虛空等不知身之為我我之為身神之為氣氣之為神不規中而自規中不胎息而自胎息虛室生白黑地引針

亦 知任之為督督之為任也此是最上二乘修真者知所務哉

杜蓉按病而分經因經而

經藥最為直切明顯

細心求之其於醫也可

以無大過矣 二月廿日

東垣守杜居士識於老榆[illegible]

病能口问小引卷五

涕唾津精氣血疾人人皆然而皆莫察其所以然今觀內經口问十二邪一问一答问若觀火乃知諸病皆有由然惜文理深藏人難檢閱故習而不察耳因就三十二卷內倣十二條之例摘為病能二十五論问答一百一十二條諸病之由來與主治之原本統備于茲而得其梗概矣遂次為第五

康熙二十三年歲在甲子仲秋灊菴

老人識

病能論

一論人迎氣口

人迎在結喉兩旁胃經動脉三陽在頭正言人迎行氣于三陽也非指左手寸口而言氣口指兩手寸部非獨指右手寸部盖以肺主氣々之盛衰見於此故曰氣口而名兼左右者五藏六府之氣味皆出于胃而變見于氣口故兩部皆候之人迎盛堅者傷于風寒氣口盛堅者傷于宿食此不易之論自王叔和突謂左寸為人迎右寸為氣口左強便曰外感而攻其表右盛便曰内傷而攻其裏自晋以来以訛傳訛故内經辨之獨詳

一論臟腑之見於外

心者生之本心藏神々明由之变化心主血脉血足則面目光彩其華在面其充在血脉故人之病及老者面目枯槁由於血脉之不充也　肺為氣之本肺藏魄又主身之皮毛其華在毛其充在皮故人之老者皮皺毛折由枯肺氣之衰也腎為精之處五藏六府之精皆藏於此精足則血足血足而髮盛故其華在髮其充在骨人之老而腰折髮落者由於腎水之不足也　肝為魂之居其華在爪其充在筋人之運用由於筋力老而多困倦者由於筋力之憊也　脾胃大腸小腸三焦膀胱者倉廩之本營之居也凡所以化糟粕轉五味者皆由於此其華在唇四白其充在肌故人之飲食衰少肌

内消瘦者由於傳化之無力也胆以中虛故屬府然藏而不寫又類乎藏故足少陽為半表半裏之經所以能通達陰陽而十二經皆取決于胆也

一論真寒真熱

真寒則脉沉而細或弱而遲為厥逆為嘔吐為腹痛為飱泄下利為小便清頻即有發熱不欲得衣此浮熱在外而沉寒在内也此為真寒真熱則脉數有力滑大而實為煩燥喘滿為聲音壯厲或大便秘結或小水赤澁或發熱撤衣或脹痛熱渴此為真熱真寒者急温其寒真熱者直解其熱此為正治之法

一論假寒假熱

假寒者陽證似陰火極似水也外雖寒而内則熱脉數而有力或沉而鼓擊或身寒惡衣或便熱秘結或煩渴引飲或腸垢臭穢所謂熱極反兼寒化亦曰陽盛隔陰此為假寒假熱者陰證似陽水極似火也外雖熱而内則寒脉微而弱或數而虛或浮大無根或弦芤斷續身雖熾熱而神則靜語雖譫妄而声則微或虛狂起倒而禁之則止或蚊跡假班而浅紅細碎或喜冷水而乃用不多或言胎面赤而衣被不撤或小水多利或大便不結所謂寒極反無熱化亦曰陰盛隔陽此為假熱假寒者清其内熱内清則浮陰退舍矣假熱者温其真陽中温則虛火歸原矣此為從治之法識者詳之

治寔邪之妙用
用藥妙術在而世醫不知

一論虛實真假

虛者正氣虛也為色悴形瘦為神衰氣怯或自汗不止或二便失禁或夢遺精滑或嘔吐隔塞或氣短似喘雖外證似實而脉弱無神者皆虛證也

實者邪氣實也或外閉于經絡或內結于藏府或氣壅而不行或血留而凝滯脉病俱盛者皆實證也實則瀉之虛則補之此不易之論惟有一種正氣已奪而邪方盛此真虛而假實也補正則助邪氣攻邪則害正氣最難調理善治者先顧正氣不得已而用攻亦宜酌量緩急暫從權宜用多用少寓戰于守之中隨攻隨補使正氣漸復邪氣漸除此善治虛邪之大法也可不慎哉

一論熱因寒用寒因熱用塞因塞用通因通用

熱因寒用者如大寒內結當治以熱但寒甚隔熱ヽ不得入則以熱藥冷服此熱因寒用之法也

寒因熱用者如大熱在中以寒攻治亦不得入乃以寒藥熱服此寒因熱用之法也

塞因塞用者如下氣虛乏中焦氣壅欲散滿則更虛其下欲補下則滿甚于中治不知本氣必更虛病必漸甚殊不知少服則資壅多服則宣通峻補其下以疏通其中則下虛自實中滿自除此塞因塞用之法也

通因通用者如大熱內蓄或大寒內凝積聚凝滯瀉利不止寒滯者以熱下之熱滯者以寒下之此通因通用之法也四者乃治病之大法

一論寒之反熱熱之反寒

諸寒之而熱者謂以苦寒治熱而熱反增非火之有餘乃真陰之不足也陰不足則陽有餘而為熱故當取之于陰只補真陰以配陽則陰氣復而熱自退此所謂壯水之主以制陽光也諸熱之而寒者謂以辛熱治寒而寒反甚非寒之有餘乃真陽之不足也陽不足則陰有餘而為寒故當取之于陽但補真水中之火則陽氣復而寒自消所謂益火之原以消陰翳也壯與益非他即溫養陽氣填補真陰之謂原與主有屬水火之本當在命門之中千古醫人習而不察故特表而出之

兩腎水之原命门火之本

一論陰虛少氣

陰不獨指腎言五藏各有精傷之則陰虛以五藏之精皆屬陰之虛則無氣以精不能化氣也氣聚則生氣散則死然則生死在氣而氣本于精故人之養氣者必以益精為主

一論孤陽上氣

嘔欬喘逆皆孤陽上氣使然也陽根于陰陰根于陽互相為倚若陰中無陽沉而不升則孤陽在上浮而不降無所依從故或嘔或欬或上氣而喘病在肺其實在腎何也肺主氣腎主精精虛則氣不歸元無所依從甚難治之病治之者當以

補腎為主或可救其萬一耳

一論宗氣

胃之大絡在左乳下名曰虛里穴此宗氣也其動常應衣若喘促大動是宗氣不固而大泄于外中虛之候也最為虛損之本故凡患陰虛勞怯則心下多有跳動但動之微者其病微動之甚者其病甚亦可因此以察病之輕重當以純甘壯水之劑填補真陰為主何也氣為水母氣聚則水生是由肺氣而下生腎水也今胃氣傳之肺而腎虛不能納故宗氣泄於上則腎水竭於下腎愈虛則氣愈無所歸故欲納氣歸元者惟有補陰以配陽一著

一論五實五虛治法

實者邪氣實也脈盛為一實心所主也皮熱為一實肺所主也腹脹為一實脾所主也前後不通為一實腎開竅於二陰也悶瞀為一實肝脈貫鬲氣逆於中也治此者使身汗以解表邪得後利以攻裏邪則實者可治　虛者正氣虛也脈細為一虛心虛也皮寒為一虛肺虛也氣少為一虛肝虛也前後瀉利為一虛腎虛也飲食不入為一虛肺虛也治此者使漿粥入胃則脾漸蘇泄注止則腎漸回而虛者可治此治虛實之大法

一論虛積

胃脉自上而下故怒降為疏

積者有形之病有積在中則堅實不散矣今有不堅不實且聚且散則非實積可知無積而病却在中者藏之虛也故當隨病所在復診其脉求為何藏而補之正氣一充而邪氣自退矣

一 論癥瘕

胃氣之出必由左乳之下若有停阻則橫結為積故凡患癥者多在左肋之下因胃氣積滯而然如五六十難曰肥氣在左脇下者蓋以左右分配而言其實亦胃氣所主也治宜疏降胃氣為主　脾氣自下而上若滯亦主癥瘕

一 論壯火食氣少火生氣

火天地之陽氣也天非此火不能生物人非此火不能有生故萬物之生皆由陽氣但陽和之火則生物亢烈之火反害物故火太過則氣反衰火和平則氣乃壯此所以食氣火生氣之分也清暑之藥必兼益氣蓋為此耳

一 論惡聞食臭

病人食物多惡其有酸甜苦辛之各殊者胃氣敗也胃氣所所以敗者腎為胃關腎中真火不足不能溫養化原故胃氣虛而惡聞食臭當察各味之所屬而兼助腎火為主

益胃必助腎火以火能生土也

一 論真頭痛

此痛與傷風傷寒等頭痛不同乃身無他病而專在巔頂頭痛也皆因上實下虛之故其過在腎與膀胱二經蓋足太陽之脈從巔絡腦而腎與膀胱為表裏陰虛陽實初則府病已而入于藏則腎獨受傷近見人有先頭痛而後喪明者多坐此故治之者宜大補腎陰而兼瀉膀胱之陽實庶病可愈

一論老人不寐

壯者之氣血盛其肌肉滑氣道通營衛之行不失其常故晝精而夜瞑老者之氣血衰故肌肉枯氣道濇五藏之氣摶聚不行而營氣衰少矣營氣衰少故衛氣乘虛內伐衛失其常故晝不精營失其常故夜不瞑也治之者宜補營衛而兼行氣活血之味治之

一論頭眩目冥耳聾

頭眩動則招尤不動定目無光則朦昧不明甚則目無見而冥耳無聞而聾其過在肝胆之氣實于下而虛于上也治宜疏其氣而升提之胆脈自上而下肝脈自下而上

此專指目冥言

一論腹痛

後世治痛之法有曰痛無補法者有曰通則不痛〻則不通者有曰痛隨利減者人相傳誦皆以為不易之論但實痛多

而虛痛少故多以此取效若果虛痛未可概論也其詳在下口問數條

一 論疝氣

疝證不一無論男女凡環陰器上抵少腹者乃足厥陰肝經之部分皆疝也多屬寒氣凝聚所致肝腎之脈絡小腹結於陰器寒邪居之故筋急絞痛治宜煖下元踈筋爲主又內經云滑則病狐疝風滑爲陽邪有餘而病風者熱則生風也此非外入之風乃指肝邪爲言又曰滑則病脾風疝太陰脉滑則土邪有餘故癩瘇重墜病在濕也治之者宜察是寒疑是風邪是濕腫分別治之庶可有效而不至於悞也

一 論避瘟法

傷寒瘟疫多起於冬不藏精及辛苦飢餓之人蓋冬而多慾以致腎虛則寒邪深入而辛苦之人其身常勞則煖其衣常薄則寒煖時竅開薄時忍寒兼以飢餓勞困致傷中氣則寒邪易入侍春而發此所以大兵之後必有大疫也疫氣既盛勢必傳染又必于虛者先中之避無他法惟在寡嗜慾節勞苦仍勿忍飢而遠其氣庶可無害如必不可遠經又曰避其毒氣天牝從來復得其徂天牝者鼻也氣通于鼻鼻々連于腦中流布諸經令人相染若從病人房出緊捻其鼻閉其氣然後張鼻泄氣三二次則邪從鼻出毒氣消散可免傳染之害

陰陽皆責之心

一論癰疽分陰陽

經曰諸瘡痒痛皆屬於心矣若火盛則熾熱為癰其瘡必痛必痒乃心之實也心實由於火盛治宜瀉心火若陽衰則陰盛為疽其瘡不大痛痒乃心之虛也心虛由于水盛治宜去寒水而補心火

一論治病四要

二便為胃氣之關鎖而係一身元氣之安危故得守者生失守者死此二便之不可不察脈為氣血之先必先取寸口之盛衰以決死生之兆又曰人無胃氣者死不治胃氣指寸口及耎滑而言此脈之不可不察志意閑乎神氣志意和則精神尚直魂魄不散悔怒不起五藏不受邪此志意之不可不察病有標本必因標而窮其本病有真假必由假而求其真此病因之不可不察合是四要觀之則治病之妙無遺法矣

一論易治四證

形盛氣盛形虛氣虛謂之相得一易治顏色明潤一易治脈順四時一易治脈弱以滑是有胃氣一易治也

一論難治四證

形盛氣虛氣盛形虛謂之相失一難治顏色晦惡不澤一難治脈緊而疾病必益進一難治脈逆四時一難治

二月廿三日晚閱於老榆

書屋

内經問答俗解易知

問人有傷風而發熱惡寒者何也

答曰風寒襲於膚腠則玄府閉封故時而洒然寒閉則陽氣内壅故煩熱頭痛邪氣内滯則胃氣不化故少食飲凡治外感者兼内傷而治之如芎蘇列飲參蘇飲之類是也但汗不嫌早消運劑而進之以透為度

問人有傷食而飽悶惡食者何也

答曰食所以養人若過食生冷葷會多過飽脾氣不能運化致飽悶吐泄等証作焉治内傷者消化清降濁調和脾味胃為主若香砂平胃散保和丸之類是也若脾虛不思食即香砂六君子湯為妙

問人之中風俗名風癱者何也

答曰此五藏之類風非外感之風也由于酒色勞倦七情口腹致傷臟氣脾傷者或主肢体麻木不仁或口多痰涎腎傷者或主骨髓不能行動或主二陰大小便不禁心傷者或主血脈手足不能動履或主神志昏乱不知人事肺傷者主衛榮血氣虛而不閉或主声音蹇澀喘促肝傷者或主筋緩無力或主腸肋痛五臟屬陰故總名曰陰虛然陰虛亦須分水火水火即氣血也火虛則陽衰而氣去故神志為之昏乱治宜參芪四君之類水虛則虛陰虛而形壞故肢体為之癱瘓治宜

補陰四物之類但靈中有滯不為實又須五臟主病之重者而開導之庶為善治若因名為風而認為外來之風但用風藥使陰益虛是促之死也可勝嘆哉

問 人有中風卒然仆倒昏憒不省人事者何也

答曰此非外來風邪乃平素五臟虧損本氣自病也人年逾四旬氣虛者多有此病又有元氣素虧猝然仆倒上無痰下失禁瞑目昏沉此厥竭之證尤與風邪無涉治宜大劑參熟破格挽回以復真氣于將絕之頃耳

問 人因中風而口眼歪邪者何也

答曰足陽明胃經之病也其筋自缺盆上頸頰挾口上合于手太陽小腸經太陽為目上綱陽明為目下綱眼皮雖屬脾而主開合者尤在上下綱若遇寒則筋急目不得合遇熱則筋緩目不能閉也頰筋有寒則急引頰移口有熱則筋緩縱不能收故口眼歪邪治宜察胃與小腸之寒熱而投之外用改容膏敷之 按中風一證河間主火東垣主氣丹溪主濕而世醫又因中風二字皆以風論致使軒岐陰虛之論湮沒不傳可概也夫

問 人之傷寒十日之內定生死者何也

答曰風寒外感不急解散傳入臟腑遂成傷寒一日巨陽受之足太陽膀胱也其脈從頸項下肩髆挾脊抵腰中故病主

病汗不出乃
天以瘟疫也仍
包三焦胆本属
陽又乘天以元
攸故乃然病
治宜發汗
中而兼清三
住之大邪

頭項痛膂脊強其脉兌浮二日陽明受之足陽明胃也陽
明主肉其脉挾臭絡目故病主身熱目痛鼻乾邪熱在胃故
臥不安也其脉三日少陽受之足少陽胆也其脉循
脇絡于耳故病主胸脇痛耳聾（耳）口苦嗌乾日眩脇下皺滿乾
嘔不能食寒熱往来也脉兌弦細三日以内屬腑為表
邪未入臟故可汗四日太陰受之足太陰脾也其脉布胸
中絡嗌故病主腹滿嗌乾或吐食不下及腹痛也脉兌浮而
綫五日少陰受之足少陰腎也其脉貫腎絡于肺繫舌
本故病主口燥舌乾而渴但欲睡也脉兌微細六日厥
陰受之足厥陰肝也脉循陰器而絡肝故病主心中焰滿囊
縮飢而不食〻則吐蚘也三日以外屬臟為裏邪已入
内惟可泄又曰不兌拘定日數但胥脉大浮數病仍在
表日數雖多循宜發汗脉沉寔數病已入裏日數雖少不當
下之只以脉定汗下更為確論其不而感于寒者七日
巨陽病衰頸痛少愈、日陽明病衰身熱少退九日少陽病
衰耳聾微聞十日太陰病衰腹咸如故則思歛食十一日少
陰病衰渴止腹不滿舌不乾而嚔出十二日厥陰病衰囊縱
小腹微下邪氣皆去而病愈矣若三陰三陽五臟六腑皆受
病邪傷于外則榮衛不行氣竭于内則五臟不通故七八日
致死善治者三日以前兌不使邪入内三日以後兌不使臟
氣竭斯為
善治者矣

問人之傷寒傳足不傳手何也

表汗清熱妙訣

問人之傷寒傳足不傳手者何也

答曰草窗劉氏言傷寒傳足不傳手因上六經皆足之三陰三陽也殊不知寒之中人先在肺如外之寒慄鼻塞內之欬喘短氣非肺之病乎如舌胎佛鬱神昏錯亂非心主包絡之病乎如或泄瀉或秘結非大腸病乎如小水癃閉不化非小腸病乎如上下不通五官失職痞滿燥實俱全非三焦病乎而言傳足不傳手者蓋因傷寒乃表邪也周身上下脉絡之三陰三陽盡之而手之陰陽亦在其中不必又言手也治之者不可不察脉與證而及之也矣

問人之傷寒屢散之而汗不出屢清之而熱不退者何也

答曰表邪不解屢散之而汗不出者中虛無力陰氣不能達也人知汗屬陽分升陽可以解表而不知汗生于陰補陰最能發汗內熱不解屢清之而火不退者陰不足也人知惟寒可以去熱而不知壯水方能息火也

問人之傷寒陰證陽證不同治法亦異者何也

答曰張介賓治傷寒有六法曰吐汗下溫清補也　吐有發散之義可去胃中之實可舉陷下之氣推用者既少法則無多　汗有溫散涼解平解三法如時寒臟寒陽氣不充則表不易解雖身有大熱亦必用辛溫之味勿以寒涼佐之如炎熱熾盛表裏格涸則陰氣不芘亦不能汗宜用辛涼之味勿以溫熱佐之如病在陰陽之間既不可溫又不可涼則但用平解可也服表汗藥法不拘早晚方書言日三服若病劇不解當促之半日盡三服所謂汗不嫌早也　下者攻其內也

表邪盡解而惟腹大滿燥實堅然後下之所謂下不嫌遲也溫者溫其寒也客寒由外入內寒由氣虛氣為陽氣不足則寒生于內寒則陰證之屬溫可兼乎補也　清者清其熱也表熱宜清解裏熱宜清降熱則陽證之屬清乃類乎寫也補法有二曰陰曰陽宜陽者必先于氣以人參為主而芪术升柴之類佐之宜陰者必先于精以熟地為主而山茱山藥歸杞之類佐之然人參隨熟地則直入三陰熟地隨人參〻上歸陽分但人傷于寒而傳為熱則陽勝傷陰者多故利于補陰者十之六七利于補陽者十之二三然陰中非無陽氣佐以桂附則真陽復于命門佐以姜草則元氣達于脾胃當隨病加減此百戰百勝之道也

問人之傷寒陰證陽證各有真假何也

答曰陽證得陽脈者生陽證得陰脈者死陽證陽脈陰證陽脈順證也可以無慮陽證陰脈逆候也最為可慮經所謂切于補者正謂此也人之正氣虛而感邪者多見陰脈外雖大熱證之陽者假熱也脈之陰者真虛也陽證陰脈〻陰證也陶節菴曰凡察陰證不分熱與不熱須憑脈下藥最為切當不論脈之浮沉大小但指下無力重按全無便是陰證不可與涼藥服之必死庸醫不問虛實但見發熱動手便攻且曰傷寒無補法是邪氣未去正氣更傷其害人性命豈少哉所以先要看是陰是陽又要看是真是假方不誤事

問人有兩感傷寒者何也
答曰其人元氣素虛外感更重表裏俱病也一日巨陽與少陰俱病是膀胱與腎為表裏也故又頭痛又口乾煩滿二日陽明與太陰俱病是胃與脾為表裏也故又身熱譫語又腹滿不食三日少陽與厥陰俱病是胆與肝為表裏也故又耳聾又囊縮不省人事既不可治内又不可治外六日後胃氣盡而疲

問人既傷寒又有溫病暑病何也
答曰在春為溫在夏為暑皆傷寒也暑之極熱重于溫治當與汗令暑從汗出故曰與汗勿止

問人之傷寒有遺復者何也
答曰傷寒少稍愈宜調飲食若熱邪未盡食肉則復多食則遺所以病傷復作而纏綿不已也治宜察其虛實若食滯于中者病之實也宜瀉之若脾弱不能運者病之虛也宜補之虛實不失則順逆可調病必愈矣

問人之傷寒有寒陰陽交何也
答曰汗後輒復熱脉尚躁疾不為汗衰又狂言不食乃陽盛之極陰氣不能復也陽邪交入陰分則陰氣不守故曰陰陽交其病不死 又見本草乾薑下有陰陽易方言傷寒後未滿百日男女交媾男人名陰易女人名陽易其病拘急手

疫似當作效

足攣腹痛欲死速宜汗之則愈過四日不可治矣用乾薑四兩為末每用半兩白湯調服覆被出汗後手足伸為愈此陰陽交與陰陽易迥然不同世人多混之故附録于此

問人之瘧疾有先寒後熱有先熱後寒有但熱不寒者何也

答曰寒陰氣也風陽邪也先傷于寒後傷于風故先寒後熱名曰寒瘧　先傷于風後傷于寒故先熱後寒名曰温瘧　陽邪獨元陰氣己絶其人必少氣煩冤手足熱而欲嘔以熱邪及于胃也名曰癉瘧　治瘧凡瘧将發則四肢先有寒意此即其候故治之者當先未發之時堅束其四肢使邪氣不得流行及察其孫絡之堅盛者針刺出其血可令真氣自為往来而邪不得並則愈矣　又治法有汗要無汗以扶正為主而兼散無汗要有汗以散邪為主而兼補惟是邪在陽者取汗易邪在陰者取汗難取汗于上体者易取汗于下体者難必用藥達其陰氣自然汗及下体又要察標本虛實標以邪言本以（邪盛則實）正言正奪則虛如果疾食血氣内熱内寒果有實證實脉之可據則取其所在而直取之拔去其邪諸病自愈如無實證實脉而病不愈者必其元氣之虛但當温補其元使中氣漸實逼邪外出而病愈矣　又有瘧發既久表邪已衰而諸藥不效者但用人參生姜各一兩煎湯于未發二時之前或發日五鼓連進二服即愈若陰虛水虧之人則以熟地生姜加倍用之無不應手而效或有方不能用參則白术當帰亦可隨宜擇而代之今見世之庸醫不分表裏先後俱

用苓連知母及大黄石膏之類或專用常山草果劫截峻厲等劑若元氣元實新發年壯者或可僥倖取效若虛弱久瘧之人致元氣益虛輕者變重而重者且變危可勝嘆哉

問人之腹脹何也

答曰热氣内盛者在肺即脹于上在脾胃則脹于中在肝腎即脹于下火邪所至乃為煩滿此脹屬热　又曰臟寒病曰胃中寒則䐜脹此脹屬寒　又有腹滿不減時常堅硬此為實脹宜大承氣湯下之　又有時脹時減復脹者此為虛脹宜温補之須察寒热虛實不可因諸腹脹大皆屬于热而槩清之也

問人之腹脹有名鼓脹者何也

答曰心腹滿旦食不能暮食此名内傷脾腎留滯于中則心腹脹滿不能再食其脹如鼓治宜健脾滋腎利氣為主也　又曰胃脉實氣有餘則脹又曰脾實則䐜脹逕溲不利此内傷飲食之脹也治宜清脾胃為主　又曰濁氣在上則䐜脹或六淫有餘傷其外飲食怒氣傷其内故致氣道不行三焦壅閉此則多在氣分無處不到故通身浮腫以成鼓脹治宜破其結氣利其壅滯為主　又有邪熱結肝氣得逐以致氣實于中而為單腹脹者此肝邪也治宜踈肝順氣為主　凡此皆實脹也宜查邪之所在或理脾氣或破結開壅而病自愈但脾腸胃已傷急宜節飲食大補脾腎使勿再犯　内經治

取汗于下必 [illegible] 效

足掌腹痛欲死速宜汗之則愈過四日不可治矣用乾薑四兩為末每用半兩白湯調服覆被出汗後手足伸為愈此陰陽交與陰陽易迥然不同世人多混之故附錄于此

問人之瘧疾有先寒後熱有先熱後寒有但熱不寒者何也

答曰寒陰氣也風陽邪也先傷于寒後傷于風故先寒後熱名曰寒瘧　先傷于風後傷于寒故先熱後寒名曰溫瘧　陽邪獨亢陰氣已絕其人必少氣煩寃手足熱而欲嘔以熱邪及于胃也名曰癉瘧

治瘧凡瘧將發則四肢先有寒意此即其候故治之者當先未發之時堅束其四肢使邪氣不得流行及察其孫絡之堅盛者針刺出其血可令真氣自爲往來而邪不得並則愈矣

又治法有汗要無汗以扶正爲主而兼散無汗要有汗以散邪爲主而兼補惟是邪在陽者取汗易邪在陰者取汗難取汗于上体者易取汗于下体者難必用藥達其陰氣自然汗及下体又要察標本虛實標以邪言本（邪盛則實）以正言正奪則虛如果痰食血氣内熱内寒果有實證實脉之可據則取其所在而直取之拔去其邪諸病自愈如無實證實脉而病不愈者必其元氣之虛但當温補其元使中氣漸實逼邪外出而病愈矣

又有瘧發既久表邪已衰而諸藥不效者但用人參生姜各一兩煎湯于未發二時之前或發日五鼓連進二服即愈若陰虛水虧之人則以熟地生姜加倍用之無不應手而效或貧穷不能用參則白术當歸亦可隨宜擇而代之今見世之庸醫不穷表裏先後俱

用芩連知母及大黃石膏之類或專用常山草果劫截峻厲等劑若元氣元實新發年壯者或可僥倖取效若虛弱久瘧之人致元氣益虛輕者變重而重者且變危可勝嘆哉

問人之腹脹何也

荅曰熱氣內盛者在肺即脹于上在脾胃則脹于中在肝腎即脹于下火邪所至乃為煩滿此脹屬熱　又曰臟寒病又曰胃中寒則腹脹此脹屬寒　又有腹滿不減時常堅硬此為實脹宜大承氣湯下之　又有時脹時減復脹者此為虛脹宜溫補之湏察寒熱虛實不可因諸腹脹大皆屬于熱而槩清之也

問人之腹脹有名鼓脹者何也

荅曰心腹滿旦食不能暮食此名內傷脾胃留滯于中則心腹脹滿不能再食其脹如鼓治宜健脾滋腎利氣為主也　又曰胃脉實氣有餘則脹又曰脾實則腹脹逕溲不利此內傷飲食之脹也治宜清脾胃為主　又曰濁氣在上則䐜脹或六淫有餘傷其外飲食怒氣傷其內故致氣道不行三焦壅閉此則多在氣分無處不到故通身浮腫以成鼓脹治宜破其結氣利其壅滯為主　又有邪熱結肝氣悍逆以致氣實于中而為單腹脹者此肝邪也治宜疎肝順氣為主　凡此皆實脹也宜查邪之所在或理脾氣或破結開壅而病自愈但脾腸胃已傷急宜節飲食大補脾腎使加再犯　內經治

寶脹法曰治之以雞矢醴一劑知二劑已法用乾雄雞矢、合炒微焦入無灰好酒三碗共煎至一半用布濾取計五更熱飲則腹鳴辰巳時行二三次皆黑水也次日腳向漸有縐絞又飲一次則漸縐至膝而愈雞矢能清精下氣利大小便鼓脹由于停積及濕熱有餘者宜之餘皆不可也用此宜戒腥雞肉更害事

百日後方可用腥

問人之鼓脹有氣鼓者何也

荅曰此因五志積勞或酒色過度傷其脾腎使脾氣虛寒不能運化所謂氣虛中滿者是也其人必腹大身盡腫皮厚色蒼按之不起乃其候也治法以溫補脾腎為主而病自愈也

問人之鼓脹有水鼓者何也

水鼓又一說備觀可也

荅曰諸經雖皆有脹尤宜責之脾肺腎三經蓋脾主運化肺主氣腎主液凡五氣所化之液悉屬于腎五液所行之氣悉屬于肺轉輸于二臟之中以制水生金者悉屬于脾今脾弱不能制水則寒水反侮脾土泛溢為災又腎中陽虛則命門火衰既不能自制陰寒又不能溫養脾土以致陽虛不化而水則為邪其人必目下微腫如臥蚕狀陰股間寒足脛腫腹大按之隨手而起皮薄色澤腫有分界是也治法悉以溫補脾腎為主丹溪又云清濁相混隧道壅塞而為熱々留為濕々熱相生遂成脹滿治宜補其脾又須養肺金以制木使脾無賊邪之患滋腎水以制火使肺得清化之令其說重在

濕熱而猶以制火爲言此法施之陽實而熱者固宜施之陽
虚而氣不化者則不可也最慮者外面腫脹發熱内面却空
虚惡寒此是標寔本虚
難治之候也宜慎之

問人之鼓脹有石瘕者何也

答曰女子小腹堅硬狀如石子月事不下此由寒氣客于子
宮子宮閉塞氣不得通惡血當瀉不瀉衃以留止日以漸大
也宜以導血之味下之使血散經
通而腫脹之氣自然消化爲有也

問人之腹痛久暫不同者何也

答曰寒氣客于脉外衛氣不得流通則外引小絡而痛
不甚深故痛暫若重中于寒則痛久治宜温煖發散寒邪

問人之腹痛有喜按有按之愈痛者何也

答曰寒氣客于腸胃之間膜原之下血不得散小絡急引而
痛按之則寒氣散々則小絡緩故喜按治宜散腸胃寒氣而
兼停血寒氣客于經絡之中與熱氣相摶
則脉滿而痛故手不敢按治宜散寒順氣

問人之腹痛有痛引背與心者何也

答曰寒氣客于背俞之脉背俞乃膀胱經穴其脉挾脊柢
腰中寒氣客之則脉澁血虚故痛宜治膀胱寒氣行血

問人有腹痛而痛引脇及肋及小腹者何也

荅曰寒氣客于肝經也肝脉循陰股抵小腹寒氣客之故痛治法宜散肝經寒邪

問人之腹痛有痛久成積者何也

荅曰寒氣客于小腸膜原絡血之間則血濇不行不得注于大經故積留漸久而成積治宜按小腸散寒行血

問人之腹痛有卒然痛死不知人者何也

荅曰寒傷五臟之氣則氣不得降而厥逆上泄乃致真陰暴厥陽氣未能遽入故卒然痛死氣復必生治宜温中

問人之腹痛有或嘔或瀉者何也

荅曰腸胃乃水谷之府宜上而下寒氣客之則逆而上出故嘔出是上虛而痛治宜補中寒氣客于小腸則陽氣不化水谷不得停留故瀉出是下虛而痛治宜速救脾胃温補命門為主

問人之腹痛有大便閉者何也

荅曰以上皆屬寒獨此為熱〻結小腸是陽藏陽病故焦渴痛閉治宜通之下之

問人之瀉有寒熱不同者何也

問大腸利小
腸為分利之
法

答曰命門火衰則陽虛失禁此為寒泄　命門水衰則火迫
注遺此為熱泄經曰諸厥固泄皆屬于下〻者腎也腎居五
藏之下關竅于二陰故治泄者宜求焉　又有數飲水而小
便不出中氣喘急清濁不分而為飧泄者此名腸　痺腸兼
大小腸而言下焦之氣不化故清濁混清　而
時為飧泄也治宜分利大小腸之氣為主

問人之痢疾有赤有白有膿血又有禁口痢者何也

答曰有言赤為熱有言傷于血分冊溪乃言赤痢自小腸來
蓋小腸與心為表裏心為君火又主血故也　有言白為寒
有言傷于氣分冊溪乃言白痢自大腸來蓋大腸與肺為表
裡肺主氣其色白故也　膿血者傷其藏府之脂膏動其腸
胃之脉絡無論寒熱皆為膿血但屬熱居多　禁口者脾虛
胃熱甚故也治宜人參黃連石蓮子等健脾清熱為主　治
法要察表裏寒熱虛實〻者　表明風而暑濕及時氣相傳
必有表證如頭痛身熱筋骨酸困之類是也必兼其表而行
散之表邪解而痢自愈　裏則飲食生冷致傷脾胃必有裏
證如脹湍惡食急痛拒按之類是也但兼其裏而消導之裏
邪解而痢〻愈凡人傷于內者多因于外者少此表裏之不
可不辨也　熱則谷消化無論赤白膿血皆以熱論是以治
治痢者皆主濕熱而以黃連黃柏為君然〻有初傷生冷及
老年氣血衰弱者若藥以熱論必待完谷不化澄瀫清冷而
後為寒不〻晚平此寒熱之不可不辨也　盡實更為要緊
如頭疼身熱是表邪之實如脹湍惡食是裏邪之實如煩渴

痢疾發明用補之法諸家所未及道但酌用于清邪之後則可所于後一層詳

引飲是陽邪之實如舉按滑數往來有力是脈息之寔舍此而外則虛矣大約痢必發渴當以喜冷喜熱分虛寔痢必腹痛當以痛之緩急分虛寔痢必小水黃赤當以便之熱與不熱分虛寔痢必裏急後重或因湿熱澀于大腸因而重墜之有氣陷而重墜者當以病之新久質之強弱分虛寔此虛寔之不可不辨也

今之醫人一見痢症不分寒熱虛寔咸謂欲清其火非連芩梔柏不可欲去其積非大黃芒硝不可欲行血者必用桃仁紅花欲調氣行滯者必用木香檳榔枳寔厚朴散利水除湿者必用五苓益元散活血涼血者必用當歸生地芍藥地榆朝更夕改不過如是至于補之一道絕口不道若脉息微弱實邪已去不可補乎形體虛羸不可補乎久有他病復感痢疾元氣重傷不可補乎攻伐太過不可再攻不可補乎後重之可補者陷則升而補之熱則涼而補之腹痛之可補者滑泄則濇而補之虛寒則温而補之奇用補之法也而脾腎二經尤宜有辨何也太陰脾經為屬傳于少陰腎經為痢腎為胃關開竅于二陰未有久痢而不忘陰者不未有忘陰而腎不虛者若四君歸脾補中十全之類治脾虛則可若病在化源勢屬危急使非大補命門以復腎中之陽以壯脾土之母則真陰何由以復門戶何由以固欲求病之愈也豈可得乎此法惟薛立齋得之宜察醫案參看

問人之喘息有不同者何也

答曰肺主氣腎主精々虛則氣不歸元故喘若氣上逆于肺之絡脉者病淺而微故起居如常而但息有音耳 又陽明

胃脉下行若氣逆不降則喘息不得臥經曰胃不和則臥不安也 又有仰卧則喘甚者肺之邪氣盛其脉必大故不得仰臥也 又有不臥則已卧則喘者水氣之客也其本在腎其標在肺 治喘者宜分肺胃腎三藏而治之而喘出于腎者虛劳之喘也精氣虛極根本己傷欲治之也難矣

問人之喘有喘而嘔者何也

答曰此肺痺也肺在上焦其脉循胃口若風寒湿閉塞肺氣則煩滿喘嘔治宜發散此三氣而兼下氣

問人之喘有心下鼓上氣而喘嗌乾善噫多恐者何也

答曰此心痺也心脉起于心中故心下鼓其支者上挾咽故嗌乾善噫其直者上肺故喘而上氣心火衰故陰邪乘之而神怯多恐也〻風寒湿壅塞心氣使然宜察何氣解散而開心利竅為主

問人之欬嗽有不同者何也

答曰肺主皮毛〻皮〻毛先受風寒傳入于肺〻氣閉塞故嗽此為傷風嗽治宜辛散 有寒飲食入胃從肺脉上至于肺嗽此為傷食嗽治宜辛温 二者切忌寒凉收歛之味其餘五臓五六府移熱于肺〻皆有嗽治者察其邪之所在因于火者宜清因于湿者宜利因痰者降其痰因氣者理其氣隨脉變通自可取效也

問人之嗽有勞嗽者何也

答曰勞慾情志傷于內則五臟受傷臟者陰也陰虛于下陽淨于上水涸金枯則肺燥肺燥則痿々則嗽不能已治宜甘以養陰潤以養肺使水壯氣復而肺自寧最忌辛香助陽之味若形病俱憊命門陽氣衰微不能納氣使氣又逆而嗽則參桂姜附之類又所忌用否，則氣不化水終無濟于陰也

問人之吐瀉交作而為霍亂者何也

霍亂乃急病宜予宮以執治之

答曰寒塞太陰脾經上下二焦之陽不得宣發故上吐下瀉而腹痛也急進理中湯或吳茱木瓜食鹽之類　又有熱多喜飲水者陽邪也以五苓散主之　又有欲吐不吐欲瀉不瀉腹內大痛者名乾霍亂急以燒鹽熱飲大吐之庶病可愈

問人之嘔逆者何也

心脉下膈絡小腸心經熱故嘔与胃無涉故乾嘔

答曰胃中有熱膈上有痰故嘔治宜二陳湯加黑山梔黃連生姜主之又有胃氣虛而吐者以六君子湯主之

是另一種

問人之氣有名榮衛者何也

答曰正理論曰谷入于胃脉道乃行水入于經其血乃成夫谷入于胃以傳于肺五藏六府皆以受氣其清者為榮々在脉中與血流通濁者為衛々在脉外府藏脉絡無所不至所以溫分肉充皮膚肥腠理司開闔者也逆其氣則病生順其

氣則病愈不與風寒濕氣合
則氣自流通而不為痺也

問 人之氣不足見于上中下者何也

荅曰上氣不足腦為之不滿耳為之鳴頭為之傾目為之眩
中氣不足溲為之變腸為之鳴下氣不足ゝ為之痿弱四肢
厥而清冷心氣不舒而為之悗悶也凡病
上中下氣虛之病治宜補足之太陽膀胱經

問 人之血忽而逆上者何也

荅曰肺者五臟上蓋心主血肝藏血居于肺下若上焦有火
則傷諸臟ゝ傷血下入于胃ゝ得血則悶滿氣逆氣逆則或
吐或衄也故吐之多而色紫者乃胃中瘀血唾上有紅縷者
肺傷也脇下痛而唾鮮血者肝傷也治宜別之皆陰虛陽盛
有升無降使然法當補陰抑陽降氣使血歸經也
補足少陰腎瀉足太陽膀胱是扶陰抑陽之法

問 人之吐血必兼痰嗽者何也

荅曰陰虛火動痰不下降故扶血妄行治宜四
物湯加梔子童便以清火姜汁竹瀝以清痰

問 人之吐血必發熱者何也

荅曰吐血之久臟府虛竭榮衛不理陽虛于上故身体虛熱
胸中痞口燥此勞症之急也治此者若陰虛而氣不虛當以

補氣血大法

四物湯為主行血活血則桃仁紅花蘇木丹皮之類以佐之如止血治崩則百草霜棕灰阿膠地榆藕節汁之類以佐之如補血則枸杞牛膝龜板之類以佐之如涼血則黃連黃芩生地之類以佐之如煖血則附子乾姜肉桂鹿茸之類以佐之若形病衰弱氣虛不能生血者湏用丹溪氣分之藥如歸脾湯之類使氣旺以生氣血也葛可久治大吐血後用獨參湯一味救之么因攝傷胃氣故也豈可執一而不用人參甘溫之劑也哉

問

人之寒熱有內外之不同者何也

荅曰衛氣虛不溫于表而寒氣獨留乃為寒慄此經所謂陽虛生外寒者　或劳倦不慎而形氣衰少以傷脾陰脾弱不能運化以致胃府鬱熱薰于胃中或情慾不節以致傷精〻傷則水虧水虧則火旺二者經所謂陰虛生內熱者　又經曰陽盛則外熱者何也陽乃陽氣也外傷寒邪肌表閉塞衛氣不浔流通則外熱生焉即今之傷風發熱也　又經曰陰盛則內寒者何也或寒氣傷臟或飲食寒涼留于中焦陰氣太盛經脉凝滯而寒痛生焉即今之陰證也　治陰證者以溫煖治傷寒者以發散人易知也治陰虛者惟喜純甘壯水之劑補陰以配陽則虛火自降治陽虛者惟喜甘溫益火之品補陽以配陰則沉寒自歛是以氣虛者宜補而兼溫陰虛者宜補而兼清至于補精以化氣補氣以生精陽浔陰助而生化無穷陰浔陽升而泉源不竭其中運用变化尤貴神而明之耳

問人之病寒者何也
答曰外感風寒其病淺解之散之則愈有真寒者不因外感而寒從中出乃陽氣不足陰氣有餘榮衛不充故寒如從水中出更有寒極陽火不能熱厚被不能溫者是人必多慾腎水虛甚而骨髓不充故寒甚至骨治宜大溫補腎氣又曰大寒而甚熱之不熱是無火也當助其心〻盛則生熱補腎以去寒助心以生熱二者乃治寒之大法也

問人之病熱者何也
答曰身熱煩渴乃陰氣少而陽氣盛陽邪入于陰分故煩熱又曰大熱而甚寒之不寒是無水也治宜補陰滋腎陰增則賊熱腎盛則生寒此治熱之大法也若不知此而徒用寒涼是杯水救車薪之大也何益之有

問人之時寒時熱而不能久者何也
答曰熱出于心〻熱之不久責心之虛寒本于腎〻寒之不久責腎之少治宜補心補腎以調和寒熱若治熱徒以寒〻之〻久而火之不入治寒徒以熱〻之極而昏燥以生均非善治之法也

問人之身寒而有汗者何也
答曰其人陽氣本虛又遇寒濕之氣乘之兩氣相感故汗出而濕治宜補氣而兼除寒濕

問人之汗出而身猶熱或煩滿不解者何也

荅曰此風厥也風在巨陽膀胱經未易出故不解陽邪久不解少陰心經亦熱則陰陽分之氣不從陽氣而上逆故身熱煩滿汗雖出而不解也治宜瀉膀胱之熱補少陰心經之氣

問人之身熱汗出如洗而解墮少氣者何也

荅曰此酒風也酒性本熱過飲而病故身熱溫熱傷筋故四肢懈墮濕熱蒸于膚腠故汗出如洗汗多則衛氣虛故惡風衛氣則氣泄故少氣治宜利小水使濕熱從小水而出也

問人之病有多飲而渴不止者何也

荅曰此上消也凡人五臟六府四肢皆稟氣于脾胃行其津液以濡潤養之若腎水温寒之陰氣既衰心火燥熱之陽氣太盛故渴而不止治宜補腎水陰寒之虛瀉心火陽熱之是除腸胃燥熱之甚濟身中津液之衰而病自愈　又曰二陽結為之消二陽大腸與胃也陽邪由結則消渴善飢　又曰心移熱于肺々屬金本燥又加熱焉故渴不止張戴人云三消之病皆以火斷何柏齋又曰胃水枯渴火乃燔盛治消者又在清火壯水二者之間

問人之病有飲水多而小便數者何也

又以寒論消病從陰虛者為多

答曰此下消也責在腎水竭凡治三消以清火壯水為主又要察三焦實虛以為補瀉如氣厥論曰心移寒于肺為肺消飲一洩二死不治此言元陽之衰而金寒水冷不能運化乃肺腎之消也又病形篇曰五臟之脈微小者皆為消痺此言寸口之弱見于外以血氣之衰而消于內也必以溫劑散去寒邪其病自愈觀張介賓治消渴以歸脾湯去白朮木香八味九去丹皮澤瀉一以養陽一以養陰出入問用至三百餘劑計人參二十餘斤而後全愈可見消有寒熱不同不將盡稱為火證但消渴之後必生惡瘡常用蕎芪湯解之蕎芪言是甘桔梗未知是否記查

問人之心懸如饑者何也

答曰心氣不降腎氣不升故心懸陰虛則內褒故如飢腎氣虛之過也

宜大補腎陰

問人之饑不嗜食者何也

答曰脾胃二經有熱故善飢胃脘寒故雖覺飢而卻不欲食又曰腎為脾胃之母若虛寒無氣亦病此

問人之善饑者何也

答曰胃中熱即消谷令人善飢名中消病又有善食而瘦者大腸移熱于胃又有胃移熱于胆者名曰食亦

問人之大小便不通者何也

答曰小腸膀胱二經之病也小腸屬火膀胱屬水邪結小腸則陽氣不化故大便不通邪結膀胱則津液不行故小便不通治宜清二經之火邪又曰腎開竅于二陰如陰虛則無氣無氣則清濁不化此為寒閉如火盛則水虧水虧則津液乾涸此為熱閉陰虛火盛皆指腎經而言治者又宜察腎之寒熱而治之也

問人之小水不利數欲便而小水不多者何也

答曰此由中氣不足脾虛不能運化治宜補中健脾又有膀胱之熱移于小腸々小水不稠其人必口糜

問人之小便溺血者何也

答曰胞移熱于膀胱也膀胱為津液之府包絡有熱移于膀胱心包之血々隨而下溺治宜清心止血

問人之病有黃疸者何也

答曰身痛而色微黃齒垢黃爪甲上黃名曰黃病々有目黃目乃宗脉之所聚諸經有熱上熏于目故黃治宜清熱脾虛不能制水々黃腎經陰虛陽實々黃

問人之病顛狂者何也

答曰水土之邪交至則土勝水虧水虧則陰不勝陽故病在腎土勝則陽明胃經邪實故罵詈狂妄治宜滋陰瀉胃經邪

又曰陰陽氣宜暢條達若因折挫志不得伸或事有難實決氣逆上行故生怒狂治宜節奪其食不使胃火復助陽邪再歛之以生鐵洛蓋取鐵洛最能下氣墜熱開結平木火之邪也　胃熱發狂膀胱經邪入陽分亦在

問人之病有喜笑不休者何也

答曰心之声為笑心經有火邪故喜笑不休治宜瀉心經邪火

問人之煩燥不寧而似熱者何也

答曰火入于肺則煩火入于腎則燥但煩為熱之輕燥為熱之甚也故經曰煩燥狂越皆屬于火但內熱而燥者有邪之火也病多屬火治宜清人皆知之外熱而燥者無根之火也病不多屬寒治宜溫人不知之更有陰燥之極欲坐井中飲水不止者此是陽已先亡醫猶不悟復指為熱重以寒藥投之是速之死也

問人之戰慄鼓頷而似寒者何也

答曰俗人因戰而皆目為寒經曰諸慄鼓頷皆屬于火凡病寒戰如喪神守者皆火也但火有虛實不同如表裏熱甚而外生寒戰者此熱極生寒乃火之實也宜按表裏實熱清之而寒戰自去若陰勝陽虛而為寒戰者陰勝則為寒ㄑ則真氣去而陽虛陽虛則寒搏而鼓慄此火之盡也治宜大補陽氣而虛火自除

又有傷寒將解而為戰汗者如正氣宜已

驚嘆曰惋

問人之病或惡人或惡火或聞木聲而驚或閉戶塞牖而處或登高而歌或棄衣而走者何也

實邪不能爭則汗出而不戰如正氣尚虛邪與正爭則微者為振甚者為戰皆因正氣虛也又有瘧疾陽并于陰則陰實而陽虛陽明胃虛則寒慄鼓頷由此觀之實火少而虛火多不可不察而槩用清也

答曰陽明厥逆則喘而惋〻則惡人也熱邪客陽明則惡火也、陽明屬土聞木声而驚土弱畏土尅也陰邪盛則陽明氣衰故欲閉戶塞牖而處也陽盛則四肢實故登高而歌熱盛之極故棄衣而走凡此皆陽明胃經之病治者宜察寒者溫之熱者清之虛者補之實者瀉之而病自然愈矣

問人之善忘者何也

答曰心肺之氣虛于上營衛之氣留于下則神氣不能相周故善忘治宜補心肺之氣使神氣上下流通

問人之不寐者何也

答曰衛氣晝行于陽則寤夜行于陰則寐若邪氣逆于藏府則衛氣不得入于陰分陽盛陰虛故不寐治宜補足少陰腎經瀉足太陽膀胱經是抑陽扶陰之法半夏湯一方秫米三合半夏一合半用長流水二碗葦薪煮一半飲汁一小杯日三

不寐乃因心虛胆虛而不寐者乃因[redacted]

[redacted]
[redacted]
[redacted]
[redacted]陽氣盛
ら入于陰分而
久者不瞑往走
已此病在表
ら子臟相関
于夏陽乃抑陽
於陰之法南河
為人往走年
僻目不文瞭玄
言其病也

曰三飲輕者覆杯則臥汗出
則止已久者不過三飲而止

問人之多寐者何也
荅曰或因病而多寐此是衛氣留于陰分陰蹻滿而陽氣虛
耳語云寤多者魂強魂強者生之遲寐多者魄壯魄壯者死
之遲可見病中多寐不如不寐治
宜補太陽瀉少陰以助陽氣也

問人之身忽一處痛不可忍者何也
荅曰此痛痺也陰寒之氣客于肌肉則肌肉痛客于筋
骨則筋骨痛血脉凝滯陽氣不行故也宜察經絡治之

問人有偏身歷節走注疼痛俗名流火者何也
荅曰此行痺也風氣勝于分肉之
間風者善行而數變故走注疼痛

問人有偏身疼痛忽左忽右忽上忽下之無定者何也
荅曰偏身疼痛忽左忽右更發更休患無定所名曰衆痺此
與流火相似　忽上忽下隨血脉而周偏于身名曰周痺此
因風寒濕氣客于分肉之間迫切津液而為汁沫ヽ得寒則
聚而不散故排裂分肉而痛ヽ兄心注其處心注則氣至氣
至則熱至熱至則寒散而他處又發也此病內
不在臟藥力不及故雖治或因熱物熨而通之

問人有身體或四肢不痛不仁不用者何也

答曰榮衛之行濇而經絡時空乃血氣衰少之病也血虛衰少則滯逆〻少故不痛榮氣更虛則積木不仁衛氣更虛則舉動不得而不用

又曰脾氣熱則胃乾而渴病由從事于卑湿之地湿著于肉則衛氣不行故積木不仁名曰肉痿

又曰血虛則不仁氣虛則不用榮衛兩虛故不仁不用肌肉如故而神志失守不為我用也多不治

問人有身體重著不移而或疼痛積木者何也

答曰病由湿氣太盛湿從土化病多發于肌肉故肢体重著不移或痛或積木也名曰著痺治在健脾除湿利水

問人有足弱不能行者何也

答曰此肺痿也熱乘肺金在內則肺葉焦在外則皮毛虛弱而為急薄若熱氣留着不去而及于筋脉骨肉則病生痿躄足弱不能行也

又有心氣熱火獨上炎三陰在下之脉〻皆厥逆而上〻逆則下虛乃生脉痿脉痿者凡四肢關節之處如樞紐之折而不能提挈足脛縱緩而不能任地也

問人之中暑中熱有不同者何也

答曰靜而得之為中暑動而得之為中熱中暑者陰證中熱者陽證東垣曰避暑熱于高堂大厦得之者名曰中暑其病

必頭痛惡寒身形拘急肢節疼痛而煩心肌膚大熱無汗此為房室之陰寒所遏周身陽氣不得伸越也此與初得傷寒相類有行人勞役得之者名曰中熱其病必頭痛燥熱肌膚大熱大渴引飲汗大泄無氣以動乃為天熱外傷肺金也觀此二者一中于寒一中于暑皆謂之暑治寒宜散必汗出而解治熱宜涼必熱清而愈又有元氣素虛中暑身熱傷氣者以調補元氣為主再察寒熱而佐以解暑之味若果為陰寒所中則附子姜桂先哲每多用之不可因炎熱在外而謂桂附為夏月禁藥而忘舍時從證之良法也

問人之頭有痛有眩之不同者何也

答曰膀胱脉上額交巔其系又繫腦故病主巔頂痛頭旋頭重鼻塞髮眉脫落肝脉上出額與督脉會于巔〻主項痛其餘三陽脉皆主頭痛宜按經絡求之有頭痛目似脱項如拔者膀胱脉所經邪氣上衝之故也有頭痛數年不已者大寒至髓上入頭腦其邪深故數年不已髓乃骨之元故頭痛甚〻痛也

問人之目眩岐視者何也

答曰風邪中項乘其虛則入腦〻轉則引目系〻轉故目眩即今之頭旋也目眩則睛邪兩睛之所注于物者不相比合而各異其地是以視一為兩視直為曲也治法宜去風邪

問人之目有羞明瞋目者何也

答曰足太陽膀胱脉起于目内眥風邪自脳户入之故或痛
或痒或羞澀畏風又胆移熱于脳熱傷陰血則目無所養
令人目瞑一見風日即羞明而
不能開也治宜察二者治之

俱以清風热為主

問人之目有迎風眼淚者何也

答曰天之陽氣為風人之陽氣為火風中于目熱
則火氣内灼而水不能守故淚出治宜清風熱

清肝經風热

問人之耳鳴耳聾者何也

答曰手足三陽三陰之脉皆入耳中故耳乃宗脉之所聚陽
明為諸脉之海故胃中空則宗脉虚ゝ則陽氣不升而下溜
下溜則上竭輕則為鳴重則為聾矣然少陽太盛壅滞為鳴
者名有之但虚者漸而實者暴虚者多而實者少其辨在有
邪無邪之問經曰補客主人手大指爪甲上查客主人為足
少陽胆經穴為手少陽三焦足少陽胆經足陽明胃經之會
手大指爪甲上手太陰之少商穴為肺氣所出之井故皆宜
補之以助其陽氣　又有足太陽膀胱陽邪太盛故耳鳴甚
則陽實于上則氣壅而
為聾此正有邪之說也

問人有口甘口苦口糜及吞酸吐酸水者何也

清乃用執品
亦解俟查

答曰脾熱之過久將為消渴病治之以蘭々草清香能生津
止渴除陳積蓄熱之病 胆氣靈而不固上溢而為口苦治
宜補胆氣 膀胱之熱上行移于小腸故今人口糜爛治宜
清膀胱 酸者肝木之味也由火盛剋金不能平肝則肝木
自甚故作酸經曰屬火宜清肝木東垣治法用大鹹熱之味
瀉其腎辛熱之味為之輔以瀉肝之實丹溪治法用黃連吳
茱萸各製炒隨時令迭為佐使蒼朮茯苓為輔湯
浸蒸餅為小丸服之此又察寒熱而從治之也

問人之舌強或病中自齧舌齧頰齧唇者何也
答曰脾脉連舌本繫舌下脾病故強直或痛 病中厥逆走
上則血湧氣騰所至之處或為腫脹或為怪痒故有此病如
足少陰腎經之脉上行舌本故齧舌足少陽胆經之脉循耳
頰故齧頰足陽明胃經之脉環唇口故齧唇此皆病中危急
之像也治之實難治宜視王
病之經而補之以救萬一

問人之齒病者何也
答曰牙屬骨腎之餘也故腎虛則牙落又胃脉入
涼血瀉火
上齒縫中大腸脉入下齒縫中治宜按經求之

問人鼻衄鼻淵者何也
答曰鼻衄多端大約脾移熱于肝故衄胆移熱
清々
于腦々衄或鼻出濁涕不止而鼻莖或酸也

問人之咽乾及喉痺者何也

答曰脾脉結于咽故病在脾土ゟ由肝胆二藏氣傷風木之邪又来克之故脾燥而咽乾也乾甚則手太陽小腸手少陰心足少陰腎之邪俱至也一陰一陽結謂之喉痺一陰肝與心主也一陽胆與三焦也肝胆屬木心主三焦屬火四經從熱化其脉並絡于喉熱邪内結閉而不通故為喉痺

問人胷前痛者何也

答曰胷中即亶中也腎脉支者從肺出注胷中故腎虛人必胷腹痛治宜滋腎

問人之膂痛者何也

答曰腰為腎之府腎氣虛寒邪入腎故腰痛不可俯仰　肝脉虛ゟ腰痛

問人之手足寒者何也

答曰其人必多慾精傷則氣去氣去則陽虛陽虛則陰盛為邪故寒氣因而上逆陽氣者胃氣也四肢皆禀氣于胃故陽虛于中則手足寒經曰陽氣衰于下則為寒厥治法宜滋腎溫補胃氣

問人之手足熱者何也

答曰其人必大飲又飽以入房既傷其脾又傷其腎則陰虛也陰氣虛則陽氣入陽氣入則胃不和胃不和則不能榮其經絡四支名為熱厥故手足熱也治宜瀉脾腎二經

問 人之手足心熱者何也

答曰心包絡之經有火故手心熱若陰氣虛則陽氣勝陽乘陰位故足心熱三陰聚于足心治宜瀉陰

問 人之三焦果何主也

答曰上焦在心包下胃口上主内而不出中焦在臍以上胃中脘左右佐脾以腐熟水谷下焦在膀胱上主分別清濁以為傳道之用三者雖為一經其實各有部位不得混施治也

愚謂五臟六腑之餘地即三焦也

未知確否

問 人之欠者何也

答曰陽氣欲入陰分陰拒而未納上下相引故張口呵欠乃陽不勝陰之候治宜瀉足少陰腎經補足太陽膀胱經以助陽氣常見人之病而多欠者乃陰氣勝也其人必多危

問 人之呃逆者何也

答曰水谷入胃精微之氣必上注于肺而後行于藏府榮衛若中焦先有寒氣則新入之谷氣凝聚而不行氣不行則新

分肉二字剖析甚明

故真邪還留于胃寒氣自下而上逆則為噦治宜補肺以壯其氣寫腎以引其寒使寒從水出也

問人之噯氣者何也

答曰寒氣在胃因新入之谷氣犯之故逆而上出治宜補足太陰陽明使脾胃氣温則寒氣自散而噫可除

問人之嚏者何也

答曰陽氣和平順利而滿溢于心必上達于肺故嚏風寒束其皮毛則陽氣無由泄越久嚏不出者必肚中寒陽氣虛也治宜補足太陽膀胱經膀胱與腎為表裏所以補陰中之陽也故人有病久無嚏而忽得陽回之佳兆

問人之振寒者何也

答曰寒氣客于皮膚陰氣勝陽氣虛故為寒戰治宜補諸陽凡手足三陽皆宜補之以壯其氣也

問人之四體不因寒而戰顫者何也

答曰氣虛也胃為五藏六府之海故胃不實則諸脉虛而為戰顫經曰因其所在補分肉間今查分肉肺脉從腕後故病主手掌腫痛心脉入掌中故心熱則手心熱或手攣不伸脾主肌肉又屬四支是手為心與肺所分之肉也腎脉邪走足心病主足心熱肝胆脉循足向主脚氣筋攣是足為腎與肝胆所分之肉也因病所在補之以壯胃氣

問人有因悲泣而失明者何也

荅曰精由液而化七竅得液而充故以灌精濡竅今悲泣過甚液去傷精則目昏甚則喪明是奪精也奪精者液不化精而精液反為液奪也治宜補太陽膀胱經之補陰中之陽意也

問人之涎下者何也

荅曰胃中有熱則虫動胃緩故廉泉開而涎下腎為胃關而脉繫于舌治宜補腎壯水制火則液有所主而涎自止

問人之十月懷胎而或有小產者何也

荅曰一二月肝胆養之肝胆屬木萬物始生于木也三四月心主包絡三焦養之木生火也五六月脾胃養之火生土也七八月肺大腸養之土生金也九十月足少陰腎養之至十月而五藏已全待時而生身所以人之慣小產者多在三四月間因心包三焦皆火〻性烈故然滋血而兼清三藏之火則胎自安

問人之胎可預知男女者何也

荅曰脉訣肝大肺小為男肺大肝小為女又曰左疾為男右疾為女此以脉論男女也但男胎三月即動女胎五月方動陽性蚤而陰性遲也女胎背母而懷腹必軟男胎向母而懷腹必硬此論比脉更顯而準

問人之經閉血枯而為劳疾者何也

答曰血虛之極也其原有二一則先或脫血如胎產過多及崩淋吐衄之類一則醉後行房陰精過泄致傷脾以傷肝在女人為血枯在男人名為精枯皆勞損之症也病必胃脇支滿口聞腥臊吐清液四支冷目眩時、前後二陰見血經閉不来也肺主氣其臭腥肝主血其臭臊肺金不能平肝則肝肺俱逆于上故聞腥臊蜀氣不降清氣不升故胃脇支滿先或失血則血不歸經四支清冷氣不周也頭目眩運失血多而氣隨血去也血氣俱傷故二便時或見血而經及不来也治宜養血切忌因血閉而攻之治宜烏賊骨方用海鰾蛸四倍茜草一倍為末雀卵為凡小豆大食前以奠汁送下無論男子女人凡血枯精傷而為劳症者皆宜用之也

問人有所阻塞而經閉不来者何也

答曰血本不虛而腹痛腹實經水不来此必或氣或寒或積以阻滞之也通之則愈輕則四物湯加桃仁紅花重則朴硝三稜莪朮等皆可酌而用之非若血枯者不可攻而宜養也

問人之陰陽各有補瀉者何也

答曰五臟屬陰六府屬陽此一身之陰陽也陽為氣陰為血每臟各有氣血此一臟之陰陽也如腎氣虛專補腎止可補

此論更

腎之陰不能補腎之陽腎與膀胱為表裏瀉補膀胱乃為補陰中之陽即此推之心與小腸為表裏肝與胆為表裏脾與胃腸為表裏肺與大腸為表裏皆可通之瀉者及是如腎經有火瀉膀胱心經有火瀉利小水肝經有火瀉胆之實脾經有火瀉清胃氣肺經有火瀉清大腸此表裏陰陽補瀉之太法也

補遺

問人之有偏汗者何也

答曰偏汗者或左或右浸溼不止氣血偏沮故也久之則衛氣不固于外荣氣失守于中將為偏枯半身不遂之病治宜按左右而調其氣血

問人有胸中多停水何也

答曰脾土所以制水土弱則水反侮之肺金所以生水金病則水多不行故寒結水三陰則氣化為水三陰乃脾肺二經也治宜補遏脾肺為主

水飲留于胸腹白朮白茯苓為用之藥

問人之腹內多水何也

水陰氣也其本在腎其末在肺肺移寒于腎則陽氣不化于下陽氣不化則水泛為邪而客于大腸故腹如囊裹水而濯濯

有虛治宜溫補肺氣為主

問人之癃閉者何也
答曰膀胱為津液之府全憑氣之運化而出如有邪實膀胱
氣不通利而為癃者亦有腎氣下虛津液不化而為癃者此
癃閉之有虛實也又三焦為中瀆之府所以
運化膀胱者也治宜兼三焦之虛實治之

問人之遺溺何也
答曰下焦不能約束則遺尿此膀胱不固
虛可知也治宜補膀胱及下焦而溺自止

問人之中濕何也
答曰濕中于上則首如裹物狀濕化熱濕鬱而成熱也若中
於中則胸腹脹滿喘息声如從室中出是皆水氣上逆之故
脾肺腎三經之失守也治法與前水鼓同斷若濕熱不退而
下及肢体大筋受之則血傷故為緛短緛短則拘攣不伸小
筋受之則柔弱故為弛張弛長則痿弱無
力皆濕之過也宜用風藥而兼清熱治之

一問人有病熱而生癮疹何也
答曰熱極則出紅點俗名紅眼傷寒此由心火太盛
火盛克金肺主皮毛故見此點治宜大清心火為主

濁之內見瘡明云
蜂疾表皮蝕破
唇口用新腸竹
搖極烟以布擁上
然患家大疾即信
此方太伯道無亞全
所爲之一法也読之

一問人之帯濁何也
答曰此病有因思慕不遂而得者有因入房太甚而得者太約精傷于内氣陷于下宗筋弛縱而有此病治宜補精提氣為主

問人之痞塊癖疾何也
答曰左脇痞塊小兒尤多蓋以胃之大絡名曰虚里穴貫鬲絡肺出于左乳下為陽明宗氣所出之道也若飲食過傷脾不及化則餘氣留滯而結聚于此或為痞或為癖也治此者舍灸不可惟喘者忌灸恐助火邪羸者忌刺恐傷胃氣故必漸次按摩以開其滯仍用藥餌以和其氣二者並行斯病可愈此所以為難也

問人之時氣傳染何也
答曰人有病大頭風者頭大如斗也有病蝦蟆瘟者項腫如蝦蟆也或為頸項咽喉之癰或為肌肉肢節之腫人丶相似此四時之氣使然也其中受熱居多而有久受寒濕而為腫者故經曰治之以勝如寒者熱之熱者寒之燥者潤之堅者突之衰者補之強者瀉之之類各安其氣必清必靜則病氣衰去此之謂也宜察運氣內主病而施之

問人之目似脫項如拔者何也

膀胱脉起目内眥上額交巓故風邪上衝而頭痛時如脱如拔也宜大去本經風邪為主

問人之笑不休者何也

心脉起于心中其象火其藏神心包絡起脉胸中為臣使之官二經氣有餘而熱故病此宜瀉心火

問人之半身不遂何也

大腸脉起手大指上肩出髃骨之上髃骨乃肩頭骨氣血統會處也氣虛則右半身不遂血虛則左半身不遂宜與五巻病能内中風條参看或補陰或補陽分别治之為妥也

問人之皮膚堅而不痛者何也

肺主皮毛大腸為傳送之官與肺為表裏若氣喘不能運化則堅而不痛宜瀉二經之氣為主

問人之皮膚麻木不仁何也

肺與大腸之氣虛故麻木不仁

問人之肉却而齒先枯者何也

腎能引氣以温骨髓若腎虛骨髓不温則肉不着骨々肉不相親故如是齒為骨之餘嘗見人未老而牙床肉縮牙如

枯骨者徃〻然也宜溫
補腎氣以溫骨髓為主

問人之潔病何也

此病出于肝經無治治其人
必多怒宜平肝以漸緩之

二月廿五日閱此卷畢按是
冊論極精透潛心求之漸
可窺其堂奧也但仍須昧
理淵微方不至他岐之惑

百病了然小引卷六

十二經絡之部位主病已詳四卷經絡圖解中但一經而主數病者其經易見一病而兼數經者其病難詳今復就人之一身自首至足四肢百骸五官十二絡某部或有疾痛痾癢則取某絡之相關者統衆於下因而立方療病并注于此應（庶）不与尋常酬應同日語也故題曰百病了然次爲第六

康熙二十三年甲子仲秋澹菴美人
識於在山園大椿堂中

百病了然

澹菴主人著

頭病

頭痛　巔頂痛　腦子痛　偏頭痛　頭旋

膀胱脉上額交巔其系又繫腦病主巔頂痛腦子痛頭腫不得回轉皆火也宜清本經之火邪頭旋宜清本經之風邪偏頭痛左屬血主左邊頭痛右主氣主右邊頭痛宜按氣血而清本經之風热肝經上出額与督脉会于巔亦主巔頂痛風热也宜祛風清火胆脉出手少陽三焦之後病亦主腦痛宜清本經之風热至于直頭痛与久頭痛　頭眩俱詳病能口問條內若風寒暑濕各有頭痛又要隨病切脉而治之非一定之所可言也

髮

髮為血之餘腎之華在髮故腎水壯則髮黒而潤膀胱脉上額交巔其系多血少氣若炁血一虛則人頂門之髮先脫也治宜滋腎而兼補本經之炁血

眉

眉乃足太陽膀胱經部位血氣盛則眉美眉有毫毛血多氣少則眉惡又手少陽三焦部位血氣盛則眉美以長此皆稟賦人力不可強也

鬚

項下曰鬚

鬚乃足少陽膽經部位氣血盛則通髯美長血多炁少則通髯美短血少氣多則少鬚血氣皆少則無鬚又手小陽小腸經血氣盛則多鬚

髯

鬚兩旁曰髯

足少陽胃經部位胃之血氣盛則髯美長血少氣多則髯短氣少血多則髯少血氣皆少則無髯

髭

唇上曰髭

髭乃手陽明小腸經部位血氣盛則髭美血少氣多則髭惡血氣皆少則無髭

面

面痒　面目浮腫

胃脉上耳前過客主人病主面目浮腫氣盡也又大腸脉上頸貫頬病主面痒浮腫亦氣盡也凡氣盡皆主浮腫与痒治宜按經補氣爲主人皆知補氣但不知专補胃与大腸氣

頷

頬　腮下爲頷　耳下爲頬　腫痛　瘰癧

小腸脉循頸上頬病主頬腫引耳後頷腫　大腸脉上頸貫頬病主頤腫　胆脉加頬車亦主頷頬腫　三焦脉下頬至

頔病主頰腫凡此皆火也宜按各經清之胃脉循頰車過客
主人病主唇頰腫火也癧瘡　胃脉起于鼻自上而下為順若
胃中有風热留之不下故成癧瘡治宜清火而兼降氣藥下
之

目

目昏　目眩　銳眥赤腫　內眥赤腫癢　目生翳胬
目攀睛　內障　倒視　岐視　近風冷淚　目多眵膏
瞤動不安

肝開竅于目凡目赤腫等病皆責之肝　肝与胆為表裏　胆又
主視故胆虛則病主目昏　目昏宜補胆之炁血　胆脉又起目
銳眥病主　目昏　目赤痒　淚出多眵　若吐傷胆倒則視物
倒置植　宜補胆氣而順之　大腸脉上頸貫頰病主銳眥赤爛
小腸脉至目銳眥病主目生翳多冷淚其支又至目内眥　内眼角腫痛　三焦脉至目銳眥病
主目昏　赤　目多眵膏大約皆風热也凡外眼角病宜按

上各經清其風热膀胱〻脉起目内眥病主 目視不明 迎風冷眼淚 拏肉攀睛 目眩 瞤動不安 内鄣 内眥赤皆風热也其糸又繫脳風邪入脳則病主 目眩目眩則睛邪故視一為二視直為曲凢内眼角病治宜清小腸膀胱二經風热 胃脉起鼻交頞中旁約太陽膀胱之脉病主 瞳子痒 目眩 目昏 治亦宜清太陽風邪

眼皮 喜合 喜睜 不得合 不得開

眼皮属脾〻困則喜合脾燥則喜睜又小腸為目上綱膀胱亦為目上綱胃為目下綱寒則筋急 目不得合热則筋優 目不得開宜按此治之無不穏合

此論眼皮之開合与寐寤有別

按後陽蹻陰蹻二脉亦主目不瞑目不開蓋陽

耳

耳鳴 耳聋 耳内蟬声 停耳 膿耳

腎 開竅于耳腎虛則 耳聋 凢耳病皆責之腎但 胃 為宗脉之

海胃氣若虛輕則為鳴重則為聾尤宜先補胃氣再查各経治之

大腸 脉上頸貫頬病主耳鳴耳聾氣虛也

小腸 脉入耳中病主耳鳴耳聾 耳内蟬声氣虛有火也

膀胱 脉至耳上角病主耳鳴耳聾 停耳 耳内濃汁 濕熱所致

胆 脉從耳後入耳中病主 耳鳴耳聾 各経皆有病不獨在腎也但要切脉而查何経有邪無邪有邪乃風氣也宜祛之通之無邪乃氣虛也宜補之庶可取效

鼻

鼻衄 鼻淵 息肉 鼻鼽 鼻塞 鼻瘡

肺 開竅于鼻凡鼻病宜責之肺又

大腸 脉交人中左之右右之左上挾鼻孔病主 鼻衄 鼻瘡 息肉 鼻鼽 流清涕也 多涕 宜清大腸之風邪 鼻塞不聞香臭 風邪杜之氣不通也

小腸 脉抵鼻病主 鼻塞不聞香臭 宜清二経風熱而薫通氣

脾 移熱于 肝

氣則不足之于陰故不瞑倦氣盛則不足之于陽故不開紅係表病其裏却和内足乎臓不相干故乃年餘不能瞑目而必至于死者与此論大不合然更為確切余大兄病傷寒未汗時目数日不交睫則知筋後筋急之說未為全備也

本草云鼻鼽者腦受風寒包熱在内之為大腸風邪之說不符又有臭穢下流去名腦崩乃下虛也

入鼻中生毛日長二一尺漸圓如繩痰不可忍以硇砂乳香丸服十粒自落此鼻之奇疵也

州云口瘡用黄連黄柏辛末搽之名赴筵散外醋調貼臍瘡至連年用麦冬玄参丸噙日久延胸中三年以上者用薔薇根煎漱之冬用根夏用枝葉〇以五倍子同青黛銅綠亦治口搽之奇飲食瘡滑石黄柏末塗〇白者以乳香没藥輕粉雄黄塗赤者以乳香藥銅綠枯礬塗〇又久服涼藥不愈以理中湯加附子治之含以官桂〇又久患者以蜀椒水洗麵拌煮熟空心吞之以飯壓下不過再服〇口舌糜爛以地骨柴胡煎服

舌脹塞口不治殺人用甘草濃煎嗽

口

胆移热于腦則鼻衂　鼻淵流濁涕宜清腦中風热　胃脉下循鼻外

凡鼻外腫痛生瘡俱宜清胃為主

口甘　口苦　口乾　口渴　唇乾裂唇腫　口瘡　口糜附

脾開竅于口其華在唇四白為肌肉之本故脾热則口甘

大腸脉挾口病主口乾唇焦　膀胱脉從腦下項病主口舌乾苦

腎主津液腎虚津液少則口乾渴　心包热勝則口煩渴

胃脉挾口環唇病主唇頰腫痛口禁失音热則口渴

三焦火盛病主口乾煩渴 焦热則生瘡裂 唇吻乾燥生消渴病也　肝脉環唇內病主唇內腫裂

胆虚則口苦　以上諸病大約主热居多宜按病查係何經清之瀉之惟腎燥口乾則宜滋腎胆虚口苦則宜補胆也

膀胱移热于小腸故口糜爛

舌

舌強直　重舌　乾苦　舌脹

又傷寒舌出数寸以
龍脳香摻之或紙卷巴
一夜納鼻中如伸仙茅
以芒硝大黄下之小兒舌
合紫雪竹瀝多服之
婦人生子舌不合敷以
砂仍以驚之則入

心開竅于舌故心經热則口舌乾苦　胃脉挟口環唇病主
舌強　連舌　風热也　脾脉連舌本繫舌下病主舌本強直不
運化也　腎脉宜亦挟舌本病主舌強口乾　腎有火也宜按病
清之

舌瘡方甚多若無效者又張先生傳方云屢試輒驗氷片青黛百草霜硼砂黄連黄芩黄柏人中白自製以尿壺中鹼用陰陽瓦火煅用
兒茶等分為细末○又大豆口瘡以鷄蛋清調黄連極细末攪黄用点瘡上即消○又方治小兒舌瘡用呉茱萸搗爛塗足心或以巴豆木
鱉搗研貼眉心起小泡即消再以菖蒲水洗之　以箐布包住

齒牙　牙落　牙疼　齒齦腫痛　牙長

牙屬腎骨之餘也故腎虛則牙脫落早宜滋腎遲則無及也
小腸脉上頬病主牙痛　膀胱脉下項病主牙疼　胃脉入
上齒縫中病主上牙痛血热也　大腸脉入下齒縫中病主下
牙痛　牙床腫　三焦脉下頬至䪼病主牙疼　下齒齲腫
痛　胆脉出手少陽三焦之後亦主齒齦腫痛又上門牙屬
心　下門牙屬腎　上旁牙屬胃　下旁牙屬脾　門牙兩旁
牙是也　右盡牙上屬大腸下屬肺　左盡牙上屬胆下屬肝

牙忽長不能食
名髓溢以生地黄
之即平白朮
芎

凡有病宜查何經清火涼血兼散風熱而治牙病之法盡于此矣

出牙以莨菪子似裹茎之即去

咽

喉項腫　喉痹　項不得轉　癭氣　声息

十二經皆通咽喉大約以肺為主肺脉從肺系病主喉痹喉中乾燥　項腫皆热也　癭氣肺氣不流通也　三焦脉入缺盆病主喉痹　胆脉下頸合缺盆病主喉痹手少陽三焦足少陽胆為一陽　心脉從心系上挾咽病主喉痹　項難轉　肝脉循喉嚨之後病主項腫上入頏顙病主顙子眼疼热也　手厥陰心包足厥陰肝為二陰一陰一陽結而成喉痹治宜清肺而兼四經之火邪　大腸脉上出柱骨之会上病主項不得回轉氣上而不下也　又上頸貫頰病主喉痹　胃脉之支者從大迎前人迎項下兩旁動處也病主癭氣氣上逆不下也　喉痹

脾脉上挟咽病主喉中声息 脾虚上下不利也宜疏通脾氣
小腸循咽下腸病主項腫喉痺 腎脉喉嚨病主項腫
膀胱脉下項病主項腫不得回轉 癭氣 氣不下也 胆脉上
而不下病主馬刀挟癭 凡項腫喉痺清上四經之火再兼清
各經之火而病自止惟癭氣乃肺胃膀胱胆四經之炁欲下
不得留滞于此而成癭氣治宜清而降之氣下必消也

附噎膈食不下 翻胃 噎食

肺脉還循胃口 循繞也若火盛病主食不下 三焦脉布膻中
若火盛病主胸中氣噎不食宜清二經火邪 胃脉支者起于
胃口下循腹裏至氣冲而合是支与直会合于氣冲若胃氣
虚寒不能運化病亦主噎膈食不下又曰胃寒則心腹脹滿
脾虚亦主食不下咽此二者又宜温補脾胃二者而順其氣

膀胱脉近胃俞者若有火病主翻胃吐食以上噎食有宜清
宜補須看病診脉而治之翻胃病乃胃虚而膀胱有火也治
宜補胃氣而兼瀉膀胱之火邪則吐自止也

肩臑臂在上曰肩自腋至肘曰臑自肘至腕曰臂　肩臂酸疼不能舉
肺脉横出腋下若風邪有餘病主臂不能舉又下循臑内若
炁虚不順病主臑肘攣而不伸　心脉循臑内若受寒病主
肘臂寒痛　肩臂難舉酸痛　心包脉上抵腋下病主臑
臂痛膊之内与後有病求上三経　大腸脉循臂外廉入肘外
廉上臑外前廉病主肘臑臂外痛　小腸脉循臑外後廉出
肩解繞肩胛交肩上病主　肩臂痛不能舉　三焦脉出肩外
兩骨之間病主　兩肩痛不能舉膊之外与前有病求上三経
凡膊酸痛難舉有氣虚有熱大約受風寒居多宜按経發散

為安也又胆經热亦主肩痛雜舉

手

附指　手掌腫痛　手心热　手腕痛　五指挛　小指次
指如糜　手指青　手冷
脾屬四肢胃氣虛氣不能及故手恒冷　肺肢支者從腕後
直出次指內廉若热病主手掌腫痛　大腸脉出手合骨之
間手虎口也热則病主手掌紅腫　心包热則手心热　小
腸脉循手外側上腕出踝中病主手腕痛　五指挛　小腸脉
通心心通五臟故不止一指病也　五指麻木氣虛也　三焦脉
起手小指次指之端与包絡脉接如兩任不通病主　小指次
指如糜　腎經受寒則手指青

胃

即膻中　胸滿　胸痛　胸中热
肺脉起中焦病主胃滿心下滿氣鬱不通也　喘嗽寒邪氣逆
也胃脉入缺盆下膈病主胸中热宜清胃炁又下挟臍入氣

冲病主胸中满痛氣不下行也包絡脉起胃中病主胃膈支
满氣不運化也腎脉從肺出絡心注胸中病主胸前痛宜滋
腎補肺氣

乳

乳癰　乳疼　乳汁不下

胃脉從缺盆下乳内病主乳癰　乳疼宜瀉胃火疏通胃炁
而降之也乳汁不下宜助胃氣而降之

心

心疼　胃脘疼　心動　心懸　卒心疼

心脉起心中与脾脉接若不流通病主心疼　肺脉行少陰
心主之前病主心疼又下絡大腸還循胃口病主胃脘疼食
不下　脾之支者從胃上膈注心中病主心疼　胃脘疼宜
养心氣而清脾肺二經之火邪　心包絡壅而有火則病主心
動又心包氣不下降腎氣不上升則病主　心懸若飢宜清火

而補心胃二經之氣　胃受寒亦主心腹冷痛　三焦脉絡心
包下膈病主卒心痛又包絡脉連三焦凡三焦火熱皆宜責
之心包也

臍

繞臍疼　臍腫出
胃脉挾臍入氣冲若胃受寒病主冷氣繞臍痛　膀胱氣盛
則臍腫出

脇

脇疼　季脇支滿
肝脉居左若肝氣勝病主左脇疼甚則右脇亦疼引小腹
心脉之支者從心系上肺若肺氣壅滯不通則脇痛　腎亦
主左脇痛　胆脉循胸過季脇病主脇痛　季脇支滿凡脇
病人皆責之肝尚有肺腎亦宜察而瀉之

腹

腹痛　腹脹

胃脉循腹裏胃若受実氣凝不下病主心腹脹痛脾脉属脾絡胃若胃有阻滞脾不運化病主腹痛脹嘔大腸氣不通病主腹疼以上腹疼宜温胃健脾攻滞氣為主肺氣盛病主右腹脹満宜瀉之可也

小腹　痛　脹満

肝脉夹胃絡胆抵小腹若胃受寒病主冷陰痛引小腹及小腹満痛宜急温之膀胱氣不運化則小腹脹満宜察寒热而利之

腰脊　腰疼　脊強

脊骨自下数八節乃腎水経由之所故腎虛病主腰疼不得俯仰肝主疼筋亦宜主腰疼治宜温補腎肝膀胱脉挟脊抵腰中若近小腸俞病主脊發癰疽搭背瘡類脊強及折宜清膀

胱風热腰脊疼乃膀胱虛寒之故

前陰陰挺陰痒　陰縱　陰莖痛　陰痿　遺精　轉脬不得尿

腎開竅二陰若相火動病主女人陰挺出陰器下縱引痛

莖中痛　男子遺精皆腎虛有火也宜滋腎瀉相火陰痿腎

虛寒也肝脈環繞陰器若肝氣勝病主陰挺出熱也陰痒風

熱也陰股痛虛寒也陰莖痛陰寒睪丸痛宜平肝氣腎脈絡

膀胱腎虛寒則筋急病主轉脬不得尿　陰痿　莖中痛俱

宜溫補肝氣絶則囊縮不治之候也

臀音豚

膀胱脈貫臀病主臀腫　五痔專清本經風熱可也

肛門

大腸脈下口接直腸若熱則　肛門腫痛

腿

大腿曰股 膝蓋曰臏 膝之上前面曰伏兔 伏兔之上
曰髀関 膝後曲處曰膕 腿肚曰腨 骭骨曰胻 腫痛
膝冷 酸痛 筋拘急屈伸不便

胃 脉自上而下髀関抵伏兔下臏中循胫外廉若胃弱受寒
病主 膝腫痛 膝寒 腿膝酸 屈伸不便 腕內筋拘急
胃屬腑為陽故行前行外凡腿之前与外病者主之 脾 脉自
下而上腨內循胫骨後上膝股內廉病主 膝內側痛 股酸
痛 腿肚痛 脾屬臟為陰故行後行內凡脛之後与內病者
求之 膀胱 脉過髀內下合膕中病主 膝痛 膝冷 肝 脉上
膕內廉病主 膕內痛

足

足面曰跗 屈伸不便 脚氣 腨痠 足面腫痛 痿痺 脛寒 脚根痛
胃 脉下足跗病主 脚氣 痿痺 足麻木不仁 足寒 足
不履地 皆胃氣虛寒之故 脾 脉過核骨後上內踝前廉病主

足痛難行　脾虛濕熱之故　腎脈邪走足心病主　足心熱　腎虛有火之故又循内踝之後别入跟中病主　足跗腫熱也　手足寒　足痿　骱酸　足脛寒　腎氣不足之故　膀胱脈貫腨内出外踝之後病主　脚腫　脚根無力　腨痠　脚根痛　足痿不收　肝脈上行足跗去内踝一寸病主　足脛酸痛　脛寒　屈伸不便　胆脈下足外踝之前循足跗上病主　足外踝痛　脚氣筋攣　以上諸病濕熱有之大約氣不足居多宜按病求之　手足煩熱　胆經有火也宜清之

附手足指關係十二經脈絡

肺脈起胃中横行出手大指次指之端名手太陰經　大腸脈接肺脈起手大指次指上挾鼻孔名手陽明經　胃脈接大腸脈起鼻孔出足中指大指之端自上行下名足陽明經　脾脈

接胃脉起足大指注心中自下行上名足太陰経心脉接脾
脉起心中横行出手小指名手少陰経小腸脉接心脉上行
出目内背名手太陽経膀胱脉接小腸脉起目内背下行出
足小指名足太陽経腎脉接膀胱脉起足小指上行出絡心
注胸中名足少陰経心包絡脉接腎脉起胃中横行出手
小指次指之端名手厥陰経三焦脉接包絡脉起手小指次
指上行出目鋭背名手少陽経胆脉接三焦脉起目鋭背下
行出足小指次指支出大指入三毛名足少陽経肝脉接胆
脉起足大指三毛注胃中上行与肺脉相連名足厥陰経

人之一身如長縄纏裏有横者有自上而下者有自下而上者皆与手足五指相関醫薬順氣苟不明此則欲下反升欲上反降顛倒錯亂求氣之順也難矣故察十二経而詳著于此

此卷詳註病症於各種
之下原委了然洵醫
學之捷徑也

古今名方小引卷七

族醫遇一病不診脉之虛實不論人之強弱亦不察天時地氣之風尚異宜而概曰某病宜某湯某丸幸而中者有之其不幸而反爲害者亦不少也余每閱説成方則惡之雖然歷之業儒者操觚染翰固貴自生機杼之不可不取成法以爲體式即成方亦不可不時寓諸目也但因某方而化爲己方因己方而自爲成方又在用之者

神而昭之為恰當也爰次為第七
康熙二十三年灌菴老人識

名方目録

石邑潛菴主人彙輯

氣門第一 養氣順氣 共四方
濕門第三 共二方
清火門第五 五臟火 共七方
中風門第七 共六方
瘟疫門第九 共三方
霍亂門第十一 共三方
哮喘門第十三 共二方
泄洩門第十五 共二方
內傷門第十七 共二方
嘔吐門第十九 共二方
淋濁門第二十一 共二方

血門第二 養血及吐衂下血 共十一方
痰門第四 共三方
補虛門第六 補諸虛 共十六方
傷寒門第八 共十三方
傷暑門第十 共二方
瘧疾門第十二 共二方
欬嗽門第十四 共三方
痢疾門第十六 共四方
外感門第十八 共二方
黃疸門第二十 共二方
痛風門第二十二 共二方

汗症門第二十三　共五方
怔忡門第二十四　一方
頭痛頭旋第二十五　共二方
喉痺門第二十六　共二方
腹痛門第二十七　共三方
腸痛門第二十八　一方
腰痛門第二十九　共一方
二便門第三十　共三方
不寐門第三十一　共四方
陰證門第三十二　共五方
虫病門第三十三　共一方
婦人良方第三十四　共六方
雜記良方第三十五　共十六方

古方用一升今之二合半也　丸散用　刀圭者十分方寸匕之一准如梧子大也　方寸匕者　印匙　作匕正方一寸抄散不落為度　一撮四刀圭也
巴豆粒有大小去心皮秤之以分准十六枚　附子烏頭去皮以半兩准一枚　枳實以去穰一分准二枚　橘皮一分准三枚　棗三枚准一兩　乾薑一累者以一兩為正　半夏一升以五兩為正　蜀椒一升三兩為正　菴蕳子四兩為正　蛇床子一升以三兩半為正　地膚子四兩為正　桂一尺者去皮半兩為正　甘草一尺二兩為正　云某草一束者以三兩為正　云一把者二兩為正　蜜一斤有七合　猪膏一斤一升二合

名方

○氣門第一

獨參湯 人以氣為主若氣弱危急宜以此救之但分有火無火

人參二両 脉虛煩燥者加童便一盃 脉虛身寒者加附子三錢

四君子湯 面白語微無力脉来虛弱者此方主之

人參 白朮 白茯苓 炙甘草各二錢

六君子湯 氣虛而痰氣不利者此方主之

即上方加 陳皮利氣 半夏燥痰

二十四味流氣飲 氣滯痞悶胸脇走痛者此方主之

此方藥太多則雜

丁香皮 肉桂 草菓溫氣 麥冬 赤茯苓

木通清氣 檳榔 枳殼 厚朴 木瓜降氣

青皮 陳皮 腹皮 木香 莪朮快氣

人參 白术 炙甘草益氣 白芷 紫蘇升氣

香附 菖蒲 半夏 藿香開氣

血門第二

四物湯血不足者此方主之

當歸 熟地各錢三 川芎錢半 白芍二錢

八珍湯氣血兩不足者此方主之

即上四物四君子二湯

犀角地黃湯實火炎上吐衄不止者此方主之

生犀角 生地黃涼心血 白芍 丹皮平肝瀉母

三黑奇丹飲楊丕顯傳治吐血不過兩劑即止屢試屢驗

牡丹皮七分 山梔仁五分 蒲黃四分各炒紫黑色 歸身一錢二分酒洗

貝母一錢 陳皮七分 川芎七分酒洗 生地黃一錢酒洗

水二大鍾煎一鍾入童便藕汁各一小酒鍾服

止衄方 飢困勞役動其虛火致衄不止者此方主之

黃芪補氣 當歸補血 阿膠補肺止血 赤茯苓利水瀉火 白芍收陰氣

生地黃涼血各三錢

又止衄法 此法最驗勝藥力十倍

左鼻孔出血用細繩纏緊右大拇指中節右鼻孔出血纏左大拇指兩孔出血纏兩大拇指頃刻即止

丹溪咳血方 咳嗽痰血出於肺也此方蜜丸噙化

青黛 山梔降火炒黑 瓜蔞仁 海粉行痰 訶子斂肺各等分

顧生醫案方 治氣虛吐血

一人吐血發熱上氣咳嗽其脉兩虛心部尤甚此氣虛不能攝血用歸脾湯加乾姜數服血止熱退而安 一人吐血久

須察脉之虛實

用二冬二母四物之類皆不效且危診其脉沉而不浮尺小于寸右弱于左皆陽氣本虛寒藥復傷之過也用生脉散加肉桂熟附子各一錢一劑而安連進十劑血止嗽減後竟用八味丸理中湯等半載而痊今人治吐血多用寒涼之味至死不易者多矣故録此以示變通

玄胡索散 治陽邪陷入下焦令人尿血不止

玄胡一兩治血勝熱　朴硝三分鹹寒就下作二次服

槐花散 治腸風藏毒下血

槐花炒　側栢葉涼大腸之血　荊芥穗　枳殼療大腸之風等分

顧生醫案方

一人腹脹而瀉腸風下血用涼血黃栢知母等反甚曰其脹瀉而加脾氣下陷不能摂血也用異攻散加升麻乾姜數劑

而痙此亦治便血之殊方也故記之

人參　白朮　茯苓　當歸　陳皮

半夏　厚朴　木香　丁香　肉豆

附子　官桂

濕門第三

平胃散 治濕滛于內脾胃不能克制有積飲痞膈中滿者

蒼朮　厚朴 燥濕　陳皮 利氣　炙甘草 健脾

二妙散 治濕熱下注腰膝疼痛者

蒼朮 除濕　黃栢 清熱

痰門第四

二陳湯 治濕痰

半夏 燥濕　茯苓 滲濕　陳皮　炙草 渴喜飲去半夏易貝母氣弱加參朮名六君子湯

三子養親湯 治年高痰盛氣實者
蘿蔔子 耗氣 紫蘇子 降氣 白芥子 利氣
滚痰丸 治實熱老痰虚寒者忌之
大黄 酒蒸 黄芩 八兩 礞石 墜痰一兩 沉香 降氣五錢共為丸

清火門第五

防風通聖散 治表裡實熱及諸瘡瘍初起
麻黄 防風 踈表 大黄 芒硝 攻裏 荊芥
薄荷 清上 滑石 梔子 泄下 當歸 白芍 養血
白术 甘草 益氣
導赤散 心火盛而小便赤者此方主之
生地黄 凉心 甘連梢 瀉 黄芩 通 利小水
瀉肝湯 治謀慮不決肝胆火盛口苦發熱者

柴胡平肝 黃連 黃芩 龍胆草 梔子清火
天冬 麦冬 五味子 知母清肺 人參
甘草益脾

瀉黃散 脾土火盛唇口乾燥者此方主之
山梔 石膏清火 藿香醒脾 甘草 防風發越脾氣而升散其伏火

瀉白散 治肺火盛喘氣急者
桑白皮瀉肺 地骨皮瀉腎寔則瀉子 灸甘草健脾虛則補母

滋腎丸 治腎火起於湧泉熱自足心直衝股內而入腹者
黃柏十兩 知母六兩俱酒浸 肉桂五錢引導為丸用

三補丸 治三焦實火嗌乾小便赤澁大便秘結此實火宜瀉也若虛火宜補非參芪不可補虛火須以二冬之類佐之
枯黃芩清上焦 黃連清中焦 黃柏清下焦俱酒浸

補虛門第六

養血安神

生脉散治脉將無氣虛之極或少言多喘

人參補肺氣 麦冬清肺氣 五味子歛肺氣夏月加黃芪甘草亦可

人參養榮湯治血脈虛之極善忘色枯眉髮脫落

當歸澤脾 白芍調肝 熟地滋腎 五味益肺 遠志寧心五藏和而血自生

人參 黃芪 白朮 茯苓 陳皮

甘草六者補氣氣旺而血自生 肉桂心為血脈之源假之引藥入心

十全大補湯治氣血兩虛之極

即四物四君子湯加 黃芪 肉桂

天王補心丹治心虛有火或善忘或便秘或口舌生瘡

人參養心血 當歸養心血 天冬 麦冬益心津 生地

元參 丹參解心熱 栢仁 遠志養心神 五味

棗仁收心液 茯苓補虛 桔梗利膈為末蜜丸硃砂為衣

代參妙方
…肉用極肥者去淨油脂將淨
細絲薄切為片
…脉花研成末一
…斤
黃耆蜜炙一斤
…或丸或為膏
…神効如參

安神丸 治思慮傷心或多忘不寐

黃連 清心 硃砂 鎮心 當歸 生血 生地 凉心 甘草 益脾

加味逍遙散 治逆氣傷肝少血目昏 疏肝即所以補之也

當歸 生血 柴胡 白芍 平肝 丹皮 梔子 瀉肝

白朮 甘草 扶其不勝 茯神 寧心

補中益氣湯 治勞倦傷脾少氣不足惡食溏泄

人參 當歸 黃芪 白朮 補中氣 陳皮

升麻 柴胡 升清氣 甘草

歸脾湯 治過飽傷脾面黃善臥

人參 黃芪 茯苓 白朮 甘草 健脾

龍眼肉 棗仁 遠志 養心補母 木香 快脾 當歸 養血

人參固本丸 肺虛有火者用此 壯水以制陽光

坎離交泰丸

白龍骨 火煆 五分

遠志肉 一兩 甘草水製去心

白茯神 一兩 去皮

石菖蒲 五錢 去毛

棗仁 一兩 炒

當歸身 一兩 酒洗晾

天冬 一兩 去心

麥冬 一兩 去心

生地 一兩 酒炒

熟地 二兩

山藥 一兩 炒

山萸肉 一兩 蒸黑

柏子仁 一兩 蒸

五味子 五錢 蒸

炙實肉一兩
建連肉一兩
忌鉄器共為細
末煉蜜丸如梧
桐子大清晨淡
塩湯下三錢
此方專治心腎不
交精神恍惚多
寐洩精盗汗不
寧等症神効

人參二兩 天冬 麦冬 生地 熟地多用下部藥引之則參不

助火氣

黄芪湯 治肺氣虛寒或短氣咳嗽脉來遲緩此氣虛生寒也宜温補之

人參〻 黄芪補氣 桂心 附子温以壯氣 白术

薑棗健脾益母

二母散 治肺虛有火不受補藥此金衰火乘之也治宜滋陰

知母 貝母各五錢堅金藤熟之味

六味地黄丸 治腎虛火動或足心熱陰股熱腰脊痛乃咳血之瀉也

熟地八兩 山茱萸肉四兩滋陰補腎 澤瀉三兩瀉腎火 牡丹皮三兩平虛熱

茯苓 山藥四兩益脾胃而培萬物之母

七味丸 治腎虛〻火上炎等症

六味丸加肉桂一兩 黄栢 知母 治壯寔相火向桂性熱引火帰元之義也

八味丸 治命門火衰不能生土以致脾胃虛寒飲食少思

六味丸加附子 肉桂各兩

固神丸 治脾腎俱虛子夜作瀉土弱不能制水也

肉荳蔻 辛溫固滑二兩　吳茱萸 辛溫補土五錢　五味子 入腎收歛三兩

破故紙 補腎固本四兩

為末用姜四兩煮棗四十九枚去姜用棗肉為丸

虎潛丸 治腎虛筋痿步履艱難

龜板四兩　虎脛骨二兩滋陰　黃柏　知母三兩去骨中之熱

熟地三兩　當歸兩半　白芍二兩滋腎　鎖陽兩半固精　陳皮二兩

牛膝二兩

羊肉為丸空心酒服

胃熱肌熱血虛脾虛骨蒸發熱等症方

臬　茯苓　黃芩　甘艸　白芍

此方固本清虛火補陰血最妙

○中風門第七

原評云中風本于隂虛二方皆非善治竝亦有內不足虛而邪實者於外來之風也所傷之風也是方憑脉下藥又焉可不慮

烏藥順氣散治中風邪實之人遍身麻痺言蹇口渇氣急初病者

麻黃　川芎順表氣　烏藥　陳皮　枳殼攻裏

白芷　殭蠶治口眼　甘草治氣急　桔梗下氣　乾姜行滯

小續命湯二方皆治中風之揔方須加減用之

麻黃　杏仁　桂枝　芍藥　人參　甘草

川芎　防風　防已　附子　黃芩

熱者去附子換白附子筋急語遲脉弦者去黃芩芍藥倍參加薏仁當歸煩燥不大便去桂附倍芍藥加竹瀝日久不大便加枳殼大黃語言蹇澁手足擅掉加石菖蒲竹瀝口渇加麦冬瓜蔞天花粉身痛發搐加羌活煩渇多驚加犀角羚羊角汗多去麻黃舌燥去附桂加石膏

烏梅擦牙方治中風口噤不開

用烏梅肉在牙關上擦之則易開此酸先入筋之故也

稀涎散治中風暴仆、痰涎湧盛者

猪牙皂角炒　枯白礬每進八分水下

救急方治初中風用此下之可免他患三日內用之良

胆星一兩　滚痰丸一兩　竹瀝　荊瀝各一小鐘

將二味研末入瀝噙之使痰盡下免入經絡為患也

稀簽丸治中風前後皆宜用之專治骨節疼痛緩弱無力

稀簽草、酒拌九蒸蜜丸酒下如左癱用四物湯右瘓用四君子湯更妙

傷寒門第八

回生奇效方傷寒三日內用此出汗最穩

紫蘇葉　川芎　半夏　羌活　橘紅

葛根　柴胡　防風　生甘草　惡心加藿香

姜煎服取汗

桂枝湯治發熱有汗惡風脉緩者若無汗脉浮緊不可用

桂枝三两解肌實表芍藥三两收陰氣甘草炙二两生姜三两

大棗十二个

三味和中煎三碗服一碗汗出病瘥不必盡劑若不汗再服

二三次

雖有汗何須發汗

麻黄湯治傷寒熱無汗

麻黄三两辛溫發汗桂枝二两炙草杏仁

煎服同上

小柴胡湯治傷寒往來寒熱脇痛口苦脉弦者邪在半表半裏肝經病也

柴胡平肝黄芩清熱人參甘草補中氣半夏除嘔逆

姜棗

人参專為中氣虛用者之若不盡莫用胸中煩而不嘔去半夏参加瓜蔞仁腹痛去黄芩加芍藥脇下鞕硬去棗仁加牡蠣心下悸小便不利去黄芩加茯苓若不渴外有微熱者去参加桂枝取微汗欬去参姜棗加五味子乾姜变通用之

瓜蒂散治傷寒胸中多痰頭痛

苦瓜蒂微炒 赤小豆各五分

梔子豉湯治傷寒虛煩不眠心中懊憹此正氣不足邪氣乘之是方吐無形之虛煩與實煩不同

梔子炒十四枚 香豉四合

大柴胡湯治傷寒表證未除裏證又急大便難而燥實者用此較承氣湯稍輕且兼表藥也

柴胡 黄芩解表 大黄生酒洗 枳實攻裏 半夏治嘔 芍藥

姜 棗調中

大承氣湯治傷寒陽邪入裏痞滿燥實四症俱全者用此若不大危急恐下早成結胸也審導法為要

厚朴去痞 枳實泄満 大黄泄實 芒硝潤燥 小承氣無芒硝
小陷胸湯治傷寒下早熱結胸中按之而痛也
黄連瀉熱 半夏散結 瓜蔞仁下氣
大陷胸湯治傷寒下早從心下至小腹鞕満而痛不可近此三焦皆實也
大黄 芒硝 甘遂少許
半夏瀉心湯治傷寒下早胃満而不痛者為痞也
半夏 乾姜散痞氣 黄連 黄芩清痞熱 人參 炙草
棗補脾虚
桃仁承氣湯治傷寒外證已解小腹急大便黑其人如狂者有畜血也
桃仁滑血 大黄 芒硝下行 甘草 桂枝助藥下行

瘟疫第九

九味羗活湯治兩感傷寒及四時不正之氣人人相似者

外方係
傷寒门

羌活　蒼朮　細辛　白芷　川芎去五經之邪　防風去風
生地去血中之熱　黄芩　甘草
白虎湯治傷寒傳胃有汗作渴脉大而長内有實熱者方可用之
石膏一斤　知母六㕦　甘草二㕦　粳米六合
水煮温服一升日三服量病加减用之
三黄石膏湯治瘟毒大熱等症
石膏　黄芩　黄連　黄柏　梔子俱清火　麻黄
淡豆豉以發越其炎炎之氣而熱自息
不换金正氣散治一切山嵐障氣及不服水土吐利者
蒼朮　厚朴　陳皮　甘草平胃散　半夏醒脾
藿香開胃
傷暑第十

十味香薷飲 治傷暑少氣倦怠神昏頭重吐利者

人參 黄芪 益氣 白术 茯苓 匾豆 甘草 健脾益母

厚朴 陳皮 瀉子 香薷 散暑邪 木瓜 収陰氣

人參白虎湯 治中暑身熱悪寒汗出發渴脉虚者

人參 炙草 益氣 石膏 清熱 知母 滋腎以益水

霍亂第十一

藿香正氣散 治霍乱統方内傷外感者用之

藿香 陳皮 半夏 茯苓 甘草 二陳湯

白术 厚朴 大腹皮 桔梗 調内氣 紫蘇

白芷 發散

理中湯 治寒犯太陰腹痛吐瀉霍乱寒多不飲水者

人參 白术 炙草 乾姜 炒 寒甚加附子

五苓散 治霍乱热多喜飲水者

白术　澤瀉　豬苓　茯苓　桂少許

瘧疾第十二　内人胎前大瘧靈壽王先生診之脉靈而邪氣盈勝降氣卻瘧必致傷胎乃用緩攻之法使血凝元足而邪自去連服十餘劑瘧止胎安最為妙劑方附記

當歸三下酒洗　赤芍七下　川芎下半　生地二下姜汁炒　川貝二下去心打

半夏下半姜製　厚朴下姜炒　橘紅下半　炙草三下　姜三片煎服

不二丹　治瘧神効　大人五七九　小人三九

芫花根皮五錢研末　阿魏二錢酒化

神麯麪糊丸胡椒大朱砂為衣瘧未發多飯先一時無根水

送下待發時過遲遲用飯

内經方又外治方用旱蓮花搗敷左手関脉上即止

凡瘧之發本于四肢先一時微覺寒意乃其候也治當臨發

之先用繩帶堅束其四肢必有大筋暴起用針刺出紫血即

止

哮喘第十三

定喘湯　治肺虚感寒

方最妙

麻黄　杏仁踈表發散　白菓　款冬花　桑白皮清金保肺
蘇子降氣　半夏散逆　黄芩去熱

本草止喘方

諸喘不止用椒目二錢炒碾白湯下二三服劫之後進他藥

咳嗽第十四

消風百解散治傷風咳嗽

荊芥　麻黄　陳皮　蒼朮　白芷
炙草

補肺湯治肺虚咳嗽

人參　黄芪補肺　熟地滋腎　五味子斂肺　紫菀涼肺中之血
桑白皮清肺中之氣　其餘之嗽按各經之火而治之

瓊玉膏治乾咳嗽乃相火炎上五液皆涸也

生地四斤 白茯苓十二兩 人参六兩 白蜜二斤

共熬膏白水任下

泄瀉第十五 粱米四物湯治小兒脾虛身熱飲水不止 糯米 黄米 大米 小米 每一樣煮三滚須細火煑過一樣即撈出米湯以多為妙補氣神效火瀉不可用必久瀉虛弱乃可

胃苓散 小兒不肯吃藥用茯苓山藥木通澤瀉車前煎湯當茶飲之甚効

平胃散燥湿五苓散利水合而用之

順生醫案方 治大瀉脉浮春傷于風夏生飱泄取汗而愈

麻黄三錢 人参 白术二錢 升麻 甘草一錢 被覆取汗

痢疾第十六 方前過于清後過于補不若三方為妥

芍藥湯 治痢便膿血裏急後重治初痢 又簡要方初痢不拘红白以金良花三朩去淨枝葉白糖一朩共搗為極细末少年以井水調飲老年以陰陽水調飲最效

當歸尾一錢 白芍二錢 大黄七分 芒硝一錢大腸血行 木香五分

檳榔五分 甘草和氣 黄連一錢 黄芩去熱一錢 桂心假之下行五分

真人養臟湯 治久痢虛寒脫肛

人參　白朮　甘草補虛　肉桂丷　荳蔻

木香溫腸胃　芍藥収粟亮　訶子澁　粟殼

又方用赤白何首烏三五錢加參服之治老人久痢亦安

本草方治禁口痢

黄連　人參

煎湯終日呷之吐再強飲但得一口下咽即愈

手録方治禁口痢

真鹿角膠酒化三五錢連進效　此方不解所以俟叅

内傷第十七

保和丸治内傷思食

山查去肥甘之積　神麯化炮炙之膩　蘿蔔子化麪物之滯　陳皮消陳腐之氣

連翹去積滯之熱　半夏消水谷之氣　茯苓利湿傀之滯

升陽順氣湯 治傷食痞脹或溏泄

升麻 柴胡 升清氣 栢皮 降濁氣 半夏 陳皮 利膈

豆蔻 神麯 消食 人參 黃芪 當歸

甘草 健脾

外感第十八

芎藭飲 治傷風發熱惡寒頭痛咳嗽

川芎 紫蘇 乾葛 柴胡 解表 桔梗

半夏 陳皮 枳殼 茯苓 甘草 和裏

參蘇飲 治虛弱及妊娠傷風

即前方加 人參 木香 前胡

嘔吐第十九

二陳加梔連姜湯 治胃熱有痰 曹二府云大嘔不已急用生薑濃取汁連灌一碗許即可止

二陳湯加 山梔炒黒 黄連炒 生姜

本草方 治胃虚聞谷即嘔

人參 丁香 藿香各二錢半 橘皮五錢 生姜 有痰加竹瀝姜汁

〇黄疸第二十

丹溪方 疸雖有五俱主濕熱治之

黄芩 黄連 梔子 龍胆草清熱 猪苓

澤瀉去湿 蒼朮燥湿 青皮破滞 茵陳兼主湿熱茵陳乃疸家之專味

茵陳茯苓湯 治疸發黄小便澁而渴者

茵陳 茯苓 猪苓 桂枝 滑石專利小水

〇〃生益元散 治血淋 一 附遺精良方 遺精之久下元不固暫睡即泄兩尺細微相火不盛者

核桃仁或四个或六个或八个酌之 白茯苓二兩 黄蠟二两 合丸龍眼核大空心白滾水一丸

三生益元散 治血淋 又本艸方用腎虚遺精以五味子熬膏日日服最妙予意加茯苓亦奇

生栢葉涼心 藕節消血 車前子各汁一盃 益元散三錢 和飲之

遺精之症不一而藥每多異差謬投之鮮有效者世醫

之治遺症清相火則用知母黃柏泄精竅則用龍骨牡蠣清心固腎則用山藥蓮鬚等不知黃柏補腎血而能滑精竅龍骨泄精而内滯可以成瘡瘍均非善治之道也大抵因傷冷而遺者小茴韭子之屬因腎虛相火動而遺者茯苓車前葉地黃之屬因心神不交而遺者山藥蓮遠志茴之屬脾虛不能攝者山藥

萆薢分清飲 治小便膏濁頻數名曰膏淋

川萆薢 石菖蒲 益智仁 烏藥各二錢

○痛風第二十二

丹溪通用痛風方 痛分上中下皆寒濕痰血所致此方可以棟而用之

羌活去百節之風 白芷驅風之在面 威靈仙驅風之在手 桂枝驅風之在臂四者親上 黃栢去濕中之熱五

防己驅濕之在股 桃仁 紅花活瘀血 龍胆草

者親下 南星燥痰 蒼朮除濕 神麴消陳腐之氣 川芎利血中之氣

趧痛湯 治濕痰瘀血畜于股節而作痛者

桃仁 紅花 牛膝 當歸活血 乳香

沒藥定痛 五靈脂散結 羌活 香附 甘草節緩急

地龍酒炒達濕聚之處

○汗症第二十三

朮茯苓之屬
肺氣不足精
漏不已党參
黄芪之屬切
别治之至不效
者而久遺靈
損者莫妙于
此核桃仁之方
此予親經試
驗者故錄之
梅菴內舅患
夢遺服知柏
地黄湯一夜
三泄後訪于
前輩服補中
益氣湯加龍
骨一劑而痊此
言語過多肺
氣虛不能統
其子也

玉屏風散 治氣虛自汗

黄芪 防風 白朮 補氣固表

當歸六黄湯 治陰虛有火令人盗汗者

當歸 熟地黄 養陰 生地黄 黄連 黄芩

黄柏 黄芪

本草止汗方 治諸虛自汗

黄芪 麻黄根 牡蠣 煅 浮小麥 又方止浮麦炒煎湯飲亦良

手錄發汗方 治發汗不止 用此即止

花子 炒黄為末壯人三錢弱人二錢半黄酒調下

接汗方 治汗不出

胡椒 二十一个 棗 七个 飛凡 一錢 乾姜 三錢

共搗一處手握即出

人本竹言湿熱
遺精用冷水服
鉄鏽一木此又治
遺精之妙方也
人遺精滑肾
任心虚者治
服肾水安心火
為要馬先生
西天云常服値
鹿膠各二木半五木蓮子
么心三木益湯服
七兩月目止又
太名成世见口
扱方補骨脂
核桃仁牛髓
二味各等分
為丸服之極
效

○怔忡第二十四

○硃砂安神丸 治心神不寧夢中驚悸

黄連○ 生地○ 當歸○ 炙草○ 硃砂○為衣

○頭痛頭旋第二十五

加味二陳湯○ 治時常頭痛及偏頭痛皆痰生熱〻生風故也

二陳湯○ 治痰 加南星○ 黄連○ 黄芩○清熱 川芎○

細辛○ 蒼耳○ 薄荷○治頭風

丹溪治頭眩方 痰火者用之其餘氣虚血虚者非所宜也

半夏○ 南星○ 茯苓○ 甘草○治痰 陳皮○

桔梗○ 枳殻○治氣 黄芩○清火

○喉痺第二十六

甘桔湯 治一切喉閉腫痛

甘草生，五分 桔梗 防風各二分

薰喉法

巴豆去皮杵爛拌長細辛量鼻孔大小用綿紙裹定線縛緊

右喉痺塞左鼻孔左喉痺塞右鼻孔內約一炷香時或消或

破即愈

腹痛第二十七

二姜湯治冷痛脈遲者

乾姜 良姜

靈脂方治卒暴心疼

五靈脂分半 炮乾姜三分

為末熱酒服立效

遇仙丹

前

大黃八兩 梹榔六兩 三棱 莪朮 黑白牽牛
木香 甘草
蜜丸白水下 室人腹疼諸藥不效一人授以丸大下四五
行詢其方乃巴豆牽丑杏仁等味與此方相類乃知腹痛非
下不可但分寒熱耳 北方太峻屬氣壯者宜之
脇痛第二十八
左金丸治左脇滿痛
黃連炒六兩 呉茱萸水泡一兩 鹽水丸
腰痛第二十九
腎着湯治腎傷濕腰冷如氷而重者
乾姜辛溫 白朮 茯苓 炙草健脾以除濕
二便第三十

四逆湯治四肢厥冷

炮乾姜　附子製　炙甘草各等分

緊陰奇方

鴿子糞一合炒用好燒酒半碗攪勻澄清熱服取汗立止

陰痛將死方二方俱經驗

將病人扒在床上用一人向後坐在病人身上將病人兩腿般回急力將兩脚面向前壓下冷氣立刻上行頭上有汗即愈

霹靂散治陰盛隔陽之邪在外身熱煩燥欲坐水中此內真寒而外假熱也故脉浮而大按之如無倘曰外熱而以寒涼進之須臾立斃宜察脉而急以此散進之

附子炮一个

用冷灰埋之取出研細入真臘茶一錢同研分二服每服水

倒換散 治內熱大小便不通

大黃一分 荊芥二分

每服末三分 大便不通倍大黃 小便不通倍荊芥

用螺法 亦治大小便不通

水中海螺一介 塩少許 擣爛貼臍上 用帛縛緊 即通 此方治

小兒水瀉亦効

縮泉丸 治脬氣虛寒遺尿不禁者 小便頻數

烏藥 益智仁

山藥糊為丸

不寐第三十一

溫膽湯 治膽虛不寐寒也若心血不足者以歸脾湯主之

生姜 陳皮 辛溫 枳實 半夏 苦溫 竹茹

後

甘草

内経半夏湯治陽盛不寐 非也内経言陽蹻之病陽氣盛不入于陰分故不瞑其病在表不在裏故久而不交瞑用此最妙

秫米一升黄米也 半夏五合

用長流水五升煮沸入前藥煮一升半毎服一盃日三服新病覆盃則臥汗出則已久者三服而已

李念莪醫案方治煩燥發熱目不得瞑脉伏而棟怒火久伏也

柴胡四不 白芍二不 丹皮 山梔二不半 甘草五分

桂枝四分

経験不寐方 大司農果玉老傳屢試輙驗

黄芪炙一不二分 白朮一不炒 棗仁一不炒 茯神一不 遠志五分

帰身一不 炙甘草五分 廣木香三分 元眼肉五枚加人參亦可

陰證第三十二

一鐘煎六分入瓷一匙冷服

蟲病第三十三

化虫丸（腸中濕熱則生虫 此方治一切虫）

鶴蝨（去土） 胡粉（炒） 苦練根 梹榔（各一両） 蕪荑

使君子（各五分） 枯白礬（一分五卜）

右為末水丸麻子大上旬空心米飲下　自初一至初十虫頭向上宜先餓半日次早五更用油煎肉一片嚼之虫聞肉香頭皆向上隨以藥服之須臾或蔥湯或白水助藥下行則虫盡下矣

婦人良方第三十四

通經方（治女子經水不通）

茜草根（一両） 用酒煎服一日立通

白帶四神丸 治女人白帶

香附八兩酒醋鹽童便各浸炒二兩 蒼朮二兩米泔浸牡蠣粉炒 砂仁炒二兩

椿根皮二兩蜜水炒

用黃米粥丸桐子大空心黃酒下六十丸

六龍固本丸 治赤白帶二方皆柏台傳用之有效故記之

懷山藥四兩 巴戟肉四兩 山茱萸肉四兩 川練子肉三錢

黃芪炙二兩 小茴香一兩用鹽二錢煎湯拌練肉炒乾 補骨紙二兩用青鹽三錢拌水搓去皮

黃柏五錢煎拌骨紙炒 人參二兩 蓮肉二兩 木瓜一兩用水三碗煎一鍾同上三味徹炒

當歸身三兩 生地二兩 白芍一兩 川芎一兩用童便二中好酒一中同上四味拌浸

烘乾如此二次

共為末用鹿角膠一兩合丸淡鹽湯空心下百丸 惟此丸久

服可以除根 密丸亦可

調經種玉湯

當歸酒洗 川芎各四分 熟地六分 白芍酒炒三分 香附炒六分
白茯苓三分 陳皮三分 吳茱萸炒四分 丹皮 玄胡索各三分

若經水過期而色淡者血虛有寒也加官桂炒乾姜熟艾各二錢 若先期三五日色紫者血虛有熱也加條芩三錢

右分為四劑用姜三片水煎空心溫服渣煎臨卧服待經至之日服起一日一服藥盡經止交媾則成孕矣倘未成孕經必對期俟經來照前再服四劑則必孕無疑此方出萬病回春屢試有驗故抄記之

催生方 治难産三五日不下垂死及交骨不開者

龜殼一个酥炙 婦人頭髮一握燒灰 川芎 當歸各二兩

每服七錢水煎服如人行五里許再一服生死胎俱下

產後血暈方　治血暈不知人事者

五靈脂二兩半生半炒為末白水調下一ホ口禁者灌之立愈

雜記良方第三十五

小兒臍風方　此方出本草治臍風撮口

生川烏尖三个全足蜈蚣半條酒浸炙麝香少許

共為末以少許吹鼻得嚏乃以薄荷嗺一字二卜五瓦為一字

預解痘疹毒方　此方出本草用皆近理故録之

茜草煎汁時以少酒点內飲之

痘怕血熱此味鹹寒又活血行血若時行痘疹先服此最妙

破傷風方

川烏火煨去黑皮一双　雄黃一錢

為末葱汁丸蓮子大每一丸葱葉裹微火燒嚼爛酒送下

奪命散（治破傷中風及打撲一切風）

天南星　防風（等分為末）

水調敷瘡出水為妙仍以温酒調服一錢已死心尚温者熱

童便調嚾二錢闘毆内傷重壓者酒和童便連嚾三服即甦

亦可煎服

又方（治同上）

蟬退為末葱涎調塗患處即時取出惡水立効

瘋狗咬方

斑毛（七个去翅足）　香附（七分）

為末燒酒調下二服忌鑼鼓風七日

牙痛神効方（此方傳大司馬劉玉稱台伯按牙加減取効）

生地　軟石膏　防風　荊芥　牡丹皮

甘草各一分

上門牙屬心加黃連麦冬一分 下門牙屬腎加知母黃柏一分

上旁牙屬胃加川芎白芷七分 下旁牙屬脾加白术白芍一分

左盡牙上屬胆加龍胆草羌活一分 下屬肝加柴胡山梔八分

右盡牙上屬大腸加大黃枳殼一分 下屬肺加黃芩桔梗一分

水煎服忌魚腥如痛甚加味倍用之

自製牙痛方

當歸 生地 丹皮 梔子 升麻

黃連 甘草

余左邊牙痛牙床宣腫自思是血熱心胃有火也果效

自製右臂酸痛方

陳皮 烏藥順氣 防風 羌活祛風 蘇葉解表

桔梗引經　甘草　乾姜炮逐寒

余右臂受風寒酸痛異常用此而效

自製鼻痛方

當歸　川芎　生地　白芍养血　麦冬清肺

烏梅斂肺氣　連翹消壅腫　桔梗載藥上行　黄栢降火　枳殼快氣

火麻仁潤腸　白芷　升麻引經

自乙卯歷丙丁余鼻腫痛異常諸醫投以清肺如甘露飲及黄連上清丸等藥僅免一時痛楚數日勿藥復發如故後按脈兼察藥經是大腸與肺氣勝血虛有火也以养血清熱為主服二劑其痛頓除可見藥投不在多也囙記之

疥瘡神効方　學師蔣　傳

何首烏赤白共三ホ　苦参三ホ　威靈仙三ホ　麻黄二ホ五ト　菖蒲三ホ

生甘草五卜

無灰酒二碗葱白三个煎一碗臨睡服出汗為度渣用酒一碗煎八卜服不必出汗曾見㑃兒服此立時即乾惜出汗未透生癍数顆可見出汗必透避風寒一二日方妙

黄㾮瘡方

黄連二分 蛇麻子四分 烏倍子八卜 軽粉二分半 為末香油調擦

黄水瘡方

石膏二分 乳香 没藥各二分 硫黄二分入窯化点着看微黑了用碗蓋令滅 為末香油調擦

天疱瘡方 此方係水懸経驗不碍胎産

歸尾 金銀花 牛膝 黄芩 大黄 木瓜各一分

蟬退 皂角刺各一分 土茯苓二分

每服用紅棗白果皂角子各十枚葱三根水煎臨卧服通身

汗出即愈忌赤豆酒二碗煎一碗服

千金不易膏

蛇麻子六两 陽起石六两 生地三两 牛膝六两 遠志六两 川續斷六两 谷精子六两

天冬 肉桂 熟地 紫梢花 木鱉子 杏仁 麦冬

兎糸子各三两 大附子八两 甘草二两 黄丹水飛半斤 松香四两 芝麻油一斤四两

雄黄三两 舶上硫三两 龍骨六两 赤石脂三两 沉香三两 蟾酥二两

木香 乳香 没藥 母丁香各三两 陽起石煅六下 阿芙蓉一两為末

鹿茸三两 虎脛骨三两 輕粉一两 麝香六下 黄臘六两

右将甘草以上十六味為咀入麻油内煎藥至黑色去渣下黄丹松香柳條不住手攪不散為度再下雄黄舶上硫龍骨赤石脂火再煎又下沉香蟾酥木香乳香没藥母丁香陽起石阿芙蓉再熬又下鹿茸虎脛骨輕粉麝香黄蠟攪匀入磁器中封固

入井中三日夜去火毒紅緞攤貼丹田或兩腰眼上四十日一換其效無窮此藥不泄真精去藥方泄則有孕且添精補髓返老還童不可勝述

固本保真丹

真川附子（燒酒煮透日草浸一日夜 去皮臍焙干） 龍骨（白者煅） 虎骨（酥炙） 紫梢花（以上各二本）

麝香六卜 母丁香五卜

右為細末葱汁糊為丸填臍中用上膏貼之不然別熳臍膏亦可固精真方也

赤元張仙靈應膏方

松香一斤 粉草四兩 川烏 草烏各四兩 鮮姜 葱各半斤取汁

先將粉草煎水數大碗去渣夜在盆內將松香化開用紗絹濾其渣傾入粉草湯內候成塊仍化開入水如此七次復將二烏煎水各一斤去渣並二汁酒醋共合一處用文武火熬將成去鍋下火方入桐油看傀條不住手攪看滴水成珠為度傾入涼水過三日去火毒攤貼凡水瀉痢疾用錢大藥貼肚臍如蜈蚣毒虫咬傷貼患處

如手足酸痛暈悉大小貼之無不神效

補遺内經方

左歸丸

經曰壯水之主以制陽光腎乃水之主也滋補真陰便為壯水之主水盛則命門之火不熾陽光有制也故凡真陰腎水不足不能滋溉榮衛漸至血瘀或虛熱往来自汗盗汗或神不守血不歸元或勞損傷陰或遺淋不禁或氣虛昏運或眼花耳聾或口燥舌乾或腰痠腿軟

凡精髓内隔津液枯涸等症皆宜服之

大熟地九蒸八両滋腎　山藥炒黄四両　龜膠切碎用石炭灰拌炒成珠四両　山茱萸肉去核四両

川牛膝酒洗蒸熟　鹿角膠炒同龜膠三両　兎糸子製熟三両　枸杞子三両

右為末煉蜜丸桐子大食前滚白水送下百餘丸

如真陰失守虛火炎上去枸杞鹿膠加女貞子麦冬各三両

如火爍肺金乾枯多嗽者加百合三両　如夜熱骨蒸加地骨皮三両

如小水不利加茯苓三両　如大便燥澁去兎糸子加蓯蓉三両酒洗

如血虛有滯加當歸四兩

右歸丸

經曰益火之原以消陰翳命門乃火之原也温補真陽便為益火之原火旺則土有助而陰翳自除也故凡命門火衰不能生土而為脾胃虛寒飲食少進或嘔惡膨脹或反胃膈塞或怯寒畏冷或臍腹多痛或大便不實瀉利頻作或小水自遺虛淋寒疝或以寒侵谿谷而肢節痺痛或以寒在下焦而水邪浮腫或真陽不足神疲氣怯心跳不寧或四肢不收或眼見邪魔或陽衰無子等証皆宜服之

大熟地八兩 山藥四兩 山茱萸肉三兩微炒 枸杞微炒四兩 鹿角膠炒同上四兩 兔絲子四兩 杜仲薑湯炒四兩 當歸四兩大便溏勿用 大附子甘草煎濃湯浸三日切四半再浸極透切碎炒熟自二兩漸可服至加六兩因人用之 肉桂去粗皮自二兩漸可加至四兩因人用之

丸法服法同左歸丸

如陽衰氣虛加人參或二三兩或五六兩隨人虛实以為增減蓋人參之功隨陽藥即入陽分隨陰藥即入陰分欲補命門之陽非此不能取效

如陽虛精滑或帶濁便溏加補骨脂酒炒三兩 如飧泄腎泄不止加肉豆蔻麪炒三兩

如嘔惡吞酸加乾姜三兩 如腹痛不止加吳茱萸湯泡三次炒用二兩

左歸飲

此亦壯水之劑凡陰虛陽盛者宜用此方加減主之

熟地自二三錢可加至一二兩隨輕重用之　山藥二錢　山茱萸肉一二錢　炙甘草一錢原云妙在此味

枸杞子二錢相火盛者去之　茯苓一錢半

如肺熱而煩者加麥冬二錢　如肺熱多嗽者加百合二錢

如血少者加當歸二錢　如血滯而熱者加丹皮二錢

如陰虛不寧者加女貞子二錢　如血熱妄動者加生地二三錢

如脾熱易飢及多汗陰虛者加白芍二錢　如心熱多燥者加玄參二錢

如腎熱骨蒸者加地骨皮二錢　如津枯熱渴者加天花粉二錢

如上實下虛者加牛膝二錢以導之　水二鍾煎八分食遠溫服

右歸飲

此亦益火之劑凡命門火衰陰盛者宜用此方加減主之

熟地用法如前　杜仲薑汁炒二錢　山藥二錢　山茱萸肉一錢半　炙甘草一錢

枸杞二朩 肉桂自一朩用至二朩 附子隨宜用之至三朩止

如氣虛血脫或厥或昏或汗或運或虛狂或短氣加人參自一二朩以至一二刄

如火衰不能生土或爲嘔惡或呑酸者加炮姜一二錢

如陽衰中寒而泄瀉不止腹痛無休用製附子自一朩以至二三錢 亦須人參兼用或再加肉荳蔻一二朩

如少腹痛至加桂附仍不止者加呉茱萸一錢許以佐之

如淋遺白帶臍腹疼痛者加補骨脂一三錢 炒熟擣碎用之

如血凝血少者加當歸一二錢 煎法同前

附內經灸法

小兒急慢驚風及一切驚搐

灸印堂三壯艾炷如小麥此穴在兩眉中間

小兒臍風撮口

小艾炷隔蒜片灸臍中俟口中覺有艾氣則生 又法灸臍

風若成必有青筋一道自下上行至腹而生兩岔即灸青筋之頭三壯截住若見兩岔即灸兩岔筋頭各三壯十活五六否則上行攻心而死

治勞瘵已深之難治者

於癸亥日二更盡入三更分乃六神皆聚之時也勿使人知灸腰眼各三壯（或七壯）其法令病者正身直立解去下衣擧手向上略轉後些則腰間兩旁自有微陷可見是名鬼眼穴即腰眼也用黒点記然後上床合面而臥用小艾炷灸之

治傳屍勞

此病有化爲虫者内食臟腑多致傳人滅門絶戶百方難治惟灸可攻其法亦同上腰眼七壯九壯或十一壯其虫必自吐瀉中出燒毀速棄之可免傳染

治積聚痞塊

治痞須治痞根始效其法于十三椎下當脊中點墨為記墨之兩旁各開三寸半以指揣摩自有動處即点穴灸之大約穴與臍平多灸左邊或左右俱灸此痞根也或患左灸右患右灸左亦效

治十指拘攣不能屈伸

灸足外踝骨尖上各七壯

治霍亂將危

用細塩填臍中灸七壯立愈

治乾霍亂即俗名攪腸沙

急用塩湯探吐之並以細白塩填滿臍中以艾灸二七壯則可立甦

治久瘧不愈黄瘦無力

灸脾愈七壯即止脾俞在脊十一椎中盖瘧由寒湿飲食傷脾故此穴甚效

治腰痛不能俯仰

令病人正立以竹杖柱地量至臍中用墨点杖乃用度脊中即於點處隨年數多少灸之灸訖藏竹勿令人知

治疝氣

令病人合口以草横量兩口角為一摺照此再加二摺共為三摺屈成三角以上角安臍中心兩角安臍下兩旁當兩角處是穴左患灸右右患灸左俱患即兩穴俱灸艾炷如麦粒灸十四壯或二十一壯即安

治痔漏

先以槐柳枝煎湯乘熱薰洗後用壯盛男子箆下頭垢捻成小餅約厚一分搨痔上又切獨蒜片如錢厚置垢上用艾灸二七壯或三七壯無不消散　又法用生姜切薄片放痔痛處用艾灸姜上三壯黄水即出自消散矣若有兩三个者過三五日照依前法逐一灸之神效

治瘰癧

用癩蝦蟆一个破去皮覆癧上外以真蘄艾照瘡大小為炷于蝦蟆皮上當癧灸七壯或十四壯以熱氣透內方住從後發者灸起灸至先發者至若蝦蟆皮焦易而灸之灸畢服煎藥一劑其方用牙皂七个殭蚕七條瓜蔞一个連皮切碎五味子一歲一粒上四味用水二中煎熟外加生煎大黃三五不量人虛實用之一服即消不問已潰未潰經灸即愈

治腋氣

用快刀剃去腋內毛淨乃用好定粉水調擦患處六七日後看腋下有一点黑即氣竅也用艾炷如米大者灸三四壯即愈永不再發

治癰疽惡瘡

凡患背疽惡毒漫腫無頭勢必重大尋頭之法用濕紙搨腫處上有一點先乾者即頭也用大獨蒜切片二三分厚貼瘡頂以艾于蒜上灸之每三壯

一換其蒜設或瘡頭開大則以紫皮大蒜十餘顆淡豆豉半合乳香二錢搗成膏照毒大小拍成薄餅置毒上鋪艾灸之要痛者灸至不痛不痛者灸至知痛先不痛而後覺痛者其毒輕淺先痛而後反不痛者其毒深重故灸者須令火氣直達毒處不可拘定壯數昔人有灸至八百壯而愈者灸後隨人虛實服補中托裏助胃壯氣等藥無不獲愈蓋未潰而灸則能拔散鬱毒不令開大已潰而灸則能補接陽氣易于收斂然須早覺早灸方爲上策遲則毒深腫成未易消散矣

治疔瘡

疔瘡一症其形不一其色不同或如小瘡或如水泡或痛不可當或痛不可忍或皮肉麻木或寒熱頭痛或惡心嘔吐或肢体拘急其候多端難以盡述皆須用前灸法甚則用蒜膏徧塗四圍只露毒頂用艾著肉灸之以爆爲度不爆難愈更宜多灸百壯以上無弗愈者

治毒瘡久不收口

癰疽潰後久不收口膿水不臭亦無歹肉者此因消散太過以致血氣虛寒不榮肌肉也須内服十全大補湯外用大附子水泡透切作二三分厚片置孔上以艾灸之或以附子為末用唾和作餅灸之亦可隔二三日再灸不三五次自然肌肉長滿而平矣　又方用蕎麥麵硫黄大蒜三味搗爛照患大小捻作三分厚餅安患上灸三七壯每三壯一易餅子四五日後再灸一次無弗效者

治身面贅疣

當疣上灸三壯則消亦有止灸一壯以水滴之自去者

治難產橫生

危在頃刻符藥不效急于產婦左脚小指尖灸三壯炷如小麥下火立產如神此至陰穴也　又子鞠不能下用三棱針刺至陰穴出血横者即轉直

治瘋狗咬傷

春末夏初犬多狂發被其咬者無出于炙急令人吮盡惡血就咬處牙跡上炙之一日炙三壯炙至一百二十日乃止宜常食韭菜永不再發

治蛇蝎蜈蚣傷

急用艾火于傷處炙之拔散毒氣昂安或用獨蒜切片隔而炙之量毒淺深為多寡立愈

附記治痢及瘧疾奇方

仙傳神效一枝梅

紅蓖麻仁搗如細泥五錢 真硃砂研細五錢 雄黃明淨者研細二錢 麝香一分 真酥油少許

端午日修合搗勻盛磁瓶內蠟封勿洩氣凡遇痢疾不論新久不拘赤白取菉豆大一塊作丸貼眉中間外用紅紙剪如大圓圍用麪糊糊嚴密大人燒一炷香小兒燒半炷香揭去其病立止瘧疾亦如之

喉痛方

青塩　硇砂　白礬

各等分勤用管吹入喉間即消

治外痔膏方

七月採楸葉洗浄用河水熬汁換葉再熬去渣熬成膏治一切腫毒 水加湯

痔瘡甚效如神　又用忍冬搗葉入少湯塗四周内服五用同甘草節一兩煎服

又足腫立消　大痔毒即消

用田螺下刺水点之立消

又續折肋骨方

用螃蟹搗爛敷患處斷者即續亦可搗加湯飲數盞半日即愈

治胡臭方

用田螺一个入巴豆一粒在内待化水擦腋下或入麝香露地埋七七日点患孔中神妙又或入巴豆

麝香胆礬待化水五更時不住擦腋下待大便行不盡每作後以枯礬蛤粉樟腦傅之即斷根

治蠍螫方

白砒霜一分　巴豆一分　雄黄一分　共為末溶黄蠟為錠如稍似樣如被螫以尖向火溶開照毒

孔点之立止痛